JN017495

数間恵子 編著

The 外来看護

第2版

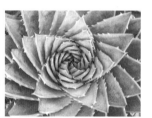

時代のニーズに応え、
専門性を発揮する

日本看護協会出版会

第2版の序

初版2刷の後、6年が経過し、第2版の刊行を迎えることになった。この間にわが国の医療およびそれを取り巻く社会にさまざまな変化があった。医療技術の進展や医療関係職の働き方改革をはじめとして、チーム医療の拡大や外来機能報告制度の開始など、医療提供の仕組みにかかわる変化である。一方で、人口の高齢化の一層の進展や、それに伴う国民医療費の増大が進み、「2025年問題」に直面している。それらの流れに伴って、医療提供施設の外来における看護の位置づけや重要性が従前に増して拡大した。その変化は医療提供の仕組みを支える診療報酬にも反映されている。

第2版では、本書の特徴である読み物と資料性という2つの相反する性格は維持し、資料性の高い部分を中心に追加・修正した。特に、第3部外来看護の過去・現在・未来（5章、6章）および最後の資料部分である。令和2・4・6年の3回の診療報酬改定をできるだけ反映するよう努めた。

第5章の看護にかかわる診療報酬の紹介は、各項目の新設の経緯などはそのまま残し、初版以降の改定で新規評価されたもの、および見直された事柄について追加している。その理由は、最新の算定対象や施設基準を知ることは専門職として当然であるが、そこに至った背景や経緯といった、いわゆる「歴史」を知ることが、その行為の意図や看護の役割についての理解を深めるうえで不可欠と考えられるためである。第6章も、初版以降の3回の診療報酬改定に伴って変化したことにもとづいて、修正・追記した。資料のグラフについては、すべて、データを更新して示した。

第5部の外来看護の実際では、2施設の実践を紹介している。初版に引き続き執筆いただいた施設の方には、最近までの活動状況を含めて内容を刷新していただいた。もう1つの新たに執筆いただいた施設の方には、看護外来立ち上げの経緯を含めて紹介いただいた。どちらも、これから看護外来の開設を予定されている施設の方に貴重な示唆となることはもちろん、すでに看護外来を運営されている施設の方には一層の充実を目指すうえで役立つであろう。

序章、第1部（第1章、第2章）、第2部（第3章）、第4部（第7章、第8章）については、初版刊行後の必要な情報の追加、修正を行った。平成4（1992）年の医療法第二次改正によって在宅医療が医療制度上で認められ、それに伴って在宅療養指導料が診療報酬として新規評価される以前から、外来での看護は行われてきた。本書はその当時を含め、現在まで、約半世紀近くにわたる外来での看護提供の推移を通覧するものになった。

　本書が、外来での看護実践に携わる方々に資するものとなるとともに、身体のさまざまな不調で外来に通院する人々や、その通院生活にかかわる研究等を志す学生、大学院生の方々にも、また、新しい領域での看護に関わる診療報酬評価獲得を目指す方々にとっても参考になれば、幸いである。

令和6年4月吉日
筆者を代表して **数間恵子**

初版の序

　平成 4（1992）年からの四半世紀の間に、外来での看護をとりまく環境は目覚ましい変化を遂げた。きっかけとなったのは、慢性疾患の増加による疾病構造の変化や人口高齢化にともなう入院医療費の高騰が、医療財政上の大きな問題となっていたことである。このような背景から、平成 4 年に在宅医療の法整備が進み、その一環として外来での看護に関して在宅療養指導料という診療報酬が新設されることになった。これは外来での看護に対する初めての診療報酬であった。それ以降、特にここ 10 年は診療報酬改定の都度、外来での看護提供にかかわる項目が新設されている。また、それらの診療報酬をもとに、看護外来を設ける病院も増えてきており、患者の QOL の維持・向上に貢献している。

　筆者は、外来での看護が診療報酬上で評価される以前から、看護師の重要な役割である「療養上の世話」の視点で、退院後の患者のセルフケアを支援する必要を感じており、外来での看護提供に関心をもってその進展の様子をみてきた。その中で、外来での療養相談・指導に携わるとともに、外来での看護提供の発展に向けて、在宅療養指導料にかかわるさまざまな周知活動や研究を行ってきた。さらに人々の療養行動を支援する看護の役割について考えるようになり、そのことを教育や講演の場で伝えてきた。また、患者の療養相談に応じる中で、生活上の不都合や症状の改善・解消にかかわるヒントやアイデアを得て、研究的に追究したこともある。外来での看護提供の仕組みづくりにかかわる研究なども、奉職した大学の上司の理解や、大学院の学生、臨床の方々の協力を得て行ってきた。その間に、外来での看護にかかわる診療報酬評価が相当に進み、多くの状態の患者に対して保険での対応ができるようになってきた。

　しかし、今後、わが国が未曾有の超高齢社会に向かい、保健医療福祉政策上のさまざまな課題が山積していることを考えると、外来での看護に関しても、これまでとは異なる方略が求められてくるだろう。

そこで、この機に、これまで筆者がかかわってきた外来での看護提供の発展に向けた活動や研究を振り返って整理し、現在までに評価された外来での看護にかかわる診療報酬とそれらの新設に影響したことや、全国の診療報酬行為の提供実績などをもとに、外来での看護の提供とその提供の仕組みを看護職者が活動するそれぞれの組織でつくることが、人々の療養生活を支えるためのインフラ整備として求められていることを、看護職者をはじめ、広く伝えられればと考え、本書を執筆することにした。

　本書の内容は5部構成とした。序章と第1部では、筆者の経験を軸に、外来での看護が、人々が身体の不調をもちつつ生きていく上で必須であるにもかかわらず経済評価がない、いわば、シャドウワークだった頃から、外来での看護の診療報酬評価が開始されて約10年のあいだのことを記した。第2部では、新たな診療報酬の評価を目指して行った2つの対象についての研究を紹介した。第3部では、外来看護の過去・現在・未来として、現在の外来での看護にかかわる診療報酬を俯瞰し、個々の項目が新設された背景にどのようなことがあったかを示すとともに、外来での看護提供の発展をもたらした事柄について考察した。第4部では、各施設の外来で人々に看護を届ける仕組みづくりと、外来での看護に欠かせない相談の技術について述べ、第5部ではその実例を、性格の異なる2つの病院の看護管理者の方から紹介いただいた。

　今後、わが国ではさらに高齢化が進むにつれ、人々の療養の形態や場が多様に変わっていくだろう。それに対し、外来での看護は、地域とのつながりや入退院に関する支援など、一層の役割拡大を目指し、質的、量的に充実させていく必要がある。その上では、過去に学ぶことにも意義があると考える。そして、現状を知ることで、今後の方略の方向性が見えてくるだろう。
　本書がこれからの外来での看護の充実に向けた活動の参考となれば、望外の喜びである。

平成29年6月
筆者を代表して　**数間恵子**

目次

序 章　外来での患者支援が必要と 考えたきっかけ

第1部　外来看護の発展に向けて

第1章　「在宅療養指導料」の新設を契機に開始した 外来プライマリナーシング

第 2 章　　「在宅療養指導料」の認知度・算定の実態などの調査

第5章　外来での看護にかかわる 診療報酬評価の現状

第6章　外来での看護の発展と 診療報酬評価がもたらしたもの

COLUMN

執筆者紹介

[編集・執筆]

数間恵子
元東京大学大学院医学系研究科教授

　聖路加看護大学卒業。東京大学大学院医学系研究科保健学専門課程修士課程修了（保健学修士）。その前後に虎の門病院で看護師として勤務。その後、千葉大学看護学部助手、引き続き研究生。

　1989年保健学博士（東京大学）。1992年より、旧社会保険船橋中央病院保健師（看護相談・教育担当、嘱託その後非常勤）として、10年間外来での看護相談等に従事。1994年より東京医科歯科大学医学部保健衛生学科助教授、教授。1999年より東京大学大学院医学系研究科健康科学・看護学専攻教授として成人看護学分野を担当。専門看護師教育コース（がん看護）責任教員も務める。任期満了後は複数の看護系等学会・団体の理事、理事長、監事を務めるかたわら、外来看護にかかわる講義・講演、執筆活動を続けている。日本学術会議連携会員（看護学分科会、2011年10月～2017年9月）。

[執筆]

高崎由佳理
杏林大学医学部付属病院副看護部長 (第5部-1)

仲村直子
神戸市立医療センター中央市民病院／慢性疾患看護専門看護師 (第5部-2)

島田恵
東京都立大学大学院人間健康科学研究科准教授 (資料-2)

序章

外来での患者支援が
必要と考えたきっかけ

「君～い、そろそろ卒業論文、つくりなさいよ」と、突然、教授から声をかけられた。卒業論文というのは、博士論文のことである。

　1986年、筆者は千葉大学看護学部の助手を務めたのち、研究生として在籍していた。ちょうど看護学部に博士課程をつくろうという構想が持ち上がったころで、論文を提出して博士の学位をとれ、というのが教授の意図だった。

1 胃切除後の患者への摂食指導に関する研究と患者相談

1 | 退院後の患者の食行動についての疑問

　博士論文のテーマとして、何を扱うか。考えた結果、胃がん*で胃を切除し**退院した後の栄養状態回復の過程で、患者の行動がどのように影響しているか、特に摂食行動と、それにかかわる要因にはどのようなことがあるのかをテーマにすることにした。そう考えた理由はいくつかある。

　まず、助手時代に担当した学生の臨地実習指導では、胃がんで胃を切除した患者のケアが多かったことである。当時の臨地実習指導は、教員1人が5名前後の学生を担当し、病棟の看護師と連携しながら、学生と一緒に患者のケアを行うというものであった。実習期間の終盤には、胃切除後の食事に関する退院指導を学生が行い、教員が内容を確認しながらそれを見守るというのが通常であった。実習の新しいクールが始まると、また、術前・術後の看護、退院後に向けた指導を行うという一連の流れを繰り返していた。しかし、胃切除を受けて退院した患者がその指導をどのように活かしているのか、手術で減少した体重がどのように回復しているのかなどの疑問があった。

＊　癌腫と肉腫を含む。本書では、両者を含める場合は胃がん、胃の癌腫の場合は胃癌と表記する。
＊＊胃切除は、当時、胃潰瘍に対しても行われていたが、胃がんの場合は胃の切除に加え、所属リンパ節の郭清が行われる。

もう一つの理由は、胃切除後の退院指導に関する文献や情報が非常に乏しかったことである。胃潰瘍による胃切除後の退院指導についての研究が日本看護学会の集録に掲載されていたぐらいで、退院後に患者が食べ方（摂食行動）に関してどういう支障や困難を経験し、それにどのように対処しているかについてはわからなかった。また、外科系の雑誌でも患者の栄養状態の回復について血液データで分析した研究が中心で、体重ですら術後の経過に添って丁寧に追跡して調べたものは見られなかった。

　看護の基本的姿勢は、人々が自分に必要な療養行動を自分ででき、疾患などによる生活上の支障が解決・軽減するように働きかける、つまりセルフケアの支援である。

　胃切除後の後遺障害の中には食べ方（摂食行動）そのものによって症状が誘発されるものが多い。そこで、症状を誘発しないような食べ方がセルフケアとして求められる。そのセルフケアがうまく行われるように、一般的には退院前に情報提供（当時は「患者教育」と呼ばれていた）が行われていた。セルフケア指導に際し、食べ方（摂食行動）がうまくできない、そして栄養状態の回復がうまく進まないのはどういう患者なのか、あるいはどういう場合なのかがわかれば、その知見を個々の患者の状態に応じた指導へ活かすことができるであろう、と考えたのである。

2 ｜ 外科領域でも課題になっていた術後の QOL

　上述のような考えをもとに作成した研究計画書を指導教授に提出すると、教授は、リンパ節拡大郭清をともなう全摘術後の愁訴と栄養状態の回復について取り上げた、外科手術後の QOL の特集号の記事を筆者に示した。

　斉藤洋一, 井上和則, 中谷正史ほか：胃全摘後の Quality of life. 外科治療 54：36-42, 1986.

　筆者はそれまでその記事を見たことがなかったが、提出した研究計画はそのときの消化器外科分野でも問題領域となっていたことと一致した方向であることがわかった。その問題領域に関して摂食行動を支援し、栄養状

態の回復に資するための看護の視点で研究する、ということで、研究計画が認められた。

2 研究データの収集とその後の患者相談から学んだこと

1 研究データの収集の中で患者の悩みに触れ、気づく

　研究フィールドは、指導教授の紹介で地域の基幹病院＊にお願いすることにした。そこで胃がんの手術を受け、継続して通院している患者に協力を得て、身体計測（上腕三頭筋部皮下脂肪厚、上腕周囲長、体重）、調査票を用いた面接調査およびカルテの調査を行ってデータを収集した。上腕三頭筋部皮下脂肪厚と上腕周囲長の値から同心円モデルにより体脂肪率と筋肉量を算出して栄養状態を調べ、面接では患者の術後の食べ方とそれに関連した後遺障害、行動傾向（対処様式）などを、診療録調査では疾患名・病期、胃切除範囲などを調べた。

　研究デザインとしては、断面調査と追跡調査の両方を含めた。断面調査は退院後半年から3年までの期間が経過した患者とした。追跡調査では、術前、退院前、退院半年後、1年後の4時点で同じ患者を対象に継続して身体計測を行い、栄養状態の回復過程を調べることにした。

　研究対象の患者が手術を受けた病院では、退院前の患者指導として術後に起こりうる後遺障害とその予防のための食事・栄養指導は行われていた。しかし、患者に詳細に聞き取りを進める過程で、少なくない患者がさまざまな術後愁訴を経験し、それに苦しんでいることが明らかになった（もちろん、それを調べることが研究の一環ではあったが）。入院中は分割食が提供されていたこともあり、手術前のように食べて症状を起こすということを経験しないで退院することがほとんどで、退院前に指導されたことは

＊　当時、病床数410床の全床特Ⅲ類の社会保険船橋中央病院である。外来患者数は1日当たり約1,300人であった。鉄道、自動車とも交通のアクセスがよく、現在、地域医療機能推進機構の1施設となり、地域において中核的役割を担っている。

患者の意識には残っていないようであった。

　そこで、筆者は聞き取り調査の後、調査協力に対するサービスとして、必要と思われる患者にはそれら愁訴の理由と改善・解消の具体策を伝えるようになった。

　このときの研究の成果**は以下の論文にまとめた。

数間恵子，石黒義彦：胃がん術後患者の栄養状態回復と，摂食行動および心理社会的要因との関連に関する研究 その1．栄養状態回復と摂食行動の関連について．千葉大看紀．13：47-54，1991．

数間恵子，石黒義彦：胃がん術後患者の栄養状態回復と，摂食行動および心理社会的要因との関連に関する研究 その2．栄養状態回復と摂食行動に影響する心理社会的要因について．千葉大看紀．13：55-65，1991．

数間恵子，石黒義彦：胃がん術後患者の栄養状態回復と，摂食行動および心理社会的要因との関連に関する研究 その3．身体計測による栄養状態回復評価指標の検討．日看科会誌．12（1）：33-39，1992．

Kazuma K：Psychosocial and physical factors influencing dietary behavior and the recovery of muscle mass in Japanese patients after gastrectomy for cancer. Jpn J Health Hum Ecol. 60（6）：342-354, 1994.

2 ｜ 退院後の患者に対する相談・アドバイスを開始

　先に述べたように、食べ方が適切でないために術後の後遺障害を経験している患者に、聞き取りによる研究データ収集後にサービスとして食べ方に関する相談にのり、アドバイスを行うようになった。なるほど、研究計画はセルフケアの支援という視点に立ったものであったが、実際の患者相談・指導を重ねるようになると、臓器切除を行って身体の構造が大きく変化した後には、退院時だけではなく、その後の外来通院の際にも、必要とする患者には随時、食べ方の相談・指導が提供されるべきだとの思いが強まった。また、その相談の過程で学んだことを、必要とする別の患者のケアに役立てたいと思うようになった。

　そこで、データ収集をさせてもらった病院の外来で、さらなる自己研鑽を兼ねて、胃切除術を行って退院した患者に面談し、必要な方には食べ方の相談・指導をさせてもらうことになった。

　そこでは研究データ収集時以上に、患者の食べ方を丁寧に尋ね、どうし

** 千葉大学看護学部の博士課程設置は諸般の事情で遅れたため、博士論文は断面調査のデータでまとめたものを指導教授の勧めにより、筆者が修士課程を修了した東京大学に提出することになった。

て胃切除後にそういう症状が起こるのか、それを予防あるいは軽減するには、どういう食べ方が望ましいかをその人と相談しながら伝えることを重ねていった。そして、これは、人々が自分の身体の変化に適応するのを支援することであり、看護の重要な役割として位置づける必要があると確信するようになった。

　印象深いエピソードについていくつか紹介しよう。

エピソード1

　胃全摘術後2年半が経過した62歳の男性。食後2時間くらいに猛烈に甘いものが欲しくなり、自分では糖尿病かと思って内科を受診したが、異常はないと診断され、問題解決に至っていなかった。患者は退院前の胃切除と後遺障害（後発性低血糖症状）の関連についての説明を憶えていないようで、主治医である外科医には症状を訴えていなかった。

　筆者は患者に後発性低血糖症状が起きるメカニズムを簡単に説明し、血糖値が下がりきる前に食べ物を摂るよう勧めた。また、1日の摂食回数を多くすること（分割食）が、結果的に後発性低血糖症状の予防につながっていることをあわせて説明した。

　患者は、「理屈ですな」と納得し、「そういえば、遠くの畑に出かけるときや、町内会の集まりで昼食が遅くなるときは、出かける前に何か食べていくので、甘いものが欲しくなることはない」と、普段の生活の中で意識せずにとっている好ましい行動に気づくことができた。面談の後は、猛烈に甘いものが欲しくなることはなくなった。

エピソード2

　胃全摘術後約2年が経過した54歳の男性。標準体重比80％。体重低下とダンピング症状（下痢）に苦しみ、薬物が処方されていた。平日は朝、通勤途中に便意を催すと、電車を降りて駅のトイレへ駆け込んで、何とかしのいでいた。普段の日は腹がごろごろ鳴っても仕事で紛れることが多く、夕食後マージャンなどに誘われると、腹がごろごろしてもトイレに行かずに過ごせていた。休日は、普段下痢で出てしまう分を補おうと思い、多め

に食べているが、平日にもましてトイレ通いが頻回で困っていた。そして、月曜日は、本人の言葉では「最低の体調」で出勤するということが続いていた。1日の食事回数は3回で、就寝前に軽く菓子類を食べていた。

　頻回の下痢による栄養や水分・電解質の喪失が体調不良を、また、摂食回数が少ないことが体重減少を招いていると考えられた。できるだけ水分を少なくした食事（乾燥食）を時間をかけて摂ること、水分はこまめに少しずつ摂る必要性を説明し、摂食回数を多くするために午後に間食を1回摂るよう勧めた。また、何かで気が紛れているときは、トイレに行かずに済んでいることから、休日も食べること以外の何かに注意を向けるような工夫（例えば、散歩など）をしてみてはどうかと提案した。患者はそのアドバイスを真剣に聴いていた。残念ながら、その後の面談日程が合わず、症状が改善されたかは不明である。

エピソード3

　胃亜全摘術後約2年が経過した61歳の女性。体重30kg（標準値比68％）、上腕三頭筋部皮下脂肪厚6mm（標準値比40％）。医師から何度も分割食をするように言われていたが、家業が忙しいとの理由で1日3回しか食べていなかった。

　筆者は改めて患者の生活を尋ねた。患者ははじめ、1日3回ちゃんと食べていると答えていた。しかし、詳しく尋ねていくうちに、1回の摂食量が術前と比較して減少しており、1日総摂食量を増やすには食べる回数を多くする必要があることを理解した。具体的な指導として、簡単に食べられるバナナや蒸したサツマイモなどを仕事の合間に摂ることを勧めた。

　半年後の計測では体重32kg、上腕三頭筋部皮下脂肪厚9mmと増加がみられ、頬のあたりがふっくらしてきた。

3 ｜ 患者相談の経験から学んだ看護の役割

　なるほど、文献には、臓器切除にともなう後遺障害とその予防法について原則的なことは記述されている。しかし、それだけでは、後遺障害に苦しむ患者のところに恩恵は届かない。医師が説明すれば足りるかというと、それだけでは十分ではない。そもそも、当時の、少なくとも、筆者が対応

した患者を診療していた医師たちは、患者の生活上の行動を整えることは自分たちの領分ではないと考えており、「僕らは切る（手術する）のが仕事、あとはよろしく」と公言していた。一方で、食べ方にかかわる後遺障害で不都合を経験している患者には、一人ひとりの切除範囲や、食べ方の好み、生活習慣などに合わせて、より具体的に、症状の予防法や、起こった場合にどのように対処すればよいかを伝えることが求められていた。

　文献に書かれた原則を、患者の生活行動や好みを聞き、相談しながら、一人ひとりに合わせたオーダーメイドの具体的な予防法、対処法にまで降ろして具体的に提案すること、これは看護の役割であろう。また、多くの患者から聞いた「自分なりに工夫してうまく対処していること」も、同様の症状に苦しむ患者へのアドバイスに活かせることがわかった。

　術後の食べ方以外にも患者の心配に応えたこともあった。

　　エピソード4
　　　ある中年の女性患者の術後1年目の面談が終わったときのことである。「他に、何か気になることなどはありませんか」と筆者が尋ねたところ、患者はおずおずと、「先生（医師）にがんだと言われて、この1年間ずうっと、再発するんじゃないかと、そればっかりが心配で……」と語った。筆者は、この患者はたしか早期癌で、再発の可能性も少なく、医師からそのことを患者に伝えているはずだと不審に思い、患者を待たせて、カルテを確認した。病理の診断結果はそのとおりで、M癌（粘膜内癌）であった。当時から、早期胃癌、特にM癌の治療成績は良好で、診断名と長期予後について術前と術後に患者に説明されていた。
　　　筆者は患者に、「早期癌であること」「早期癌の場合は術後の成績が大変よいので、先生が病名を○○さんにお話しされたのだと思います」と伝えたところ、表情が一変して明るくなった。患者は、癌はすべて転移・再発するものと思い、不安に苛まれていたのだった。
　　　医師が患者に伝えたことの意図がきちんと伝わっていなかった。

　このような看護の役割は、「トランスレーター（その人の病態とそれに

合った対処方法をわかりやすく説明する翻訳者）＆ベクター（さまざまな行動の選択肢をストックし、その中からその人に合うと考えられるものを伝える媒介者）」と表現できるだろう。

　また、このトランスレーターとしての役割は、単にそれにとどまらず、患者の人々にわかるように説明することによって、その人にとっての病気（不調・不具合）や病態の意味が変化するようにする支援でもある。

　患者の行動は、自分の身体の構造・機能が変化したこと、いわば内部環境の変化に対して適応するために必要なことである。看護の役割はこの適応を助けることである。筆者が患者へのアドバイスを始めた当初は、この役割が制度上できちんと位置づけられてはいなかった。

　そんなとき、外来での看護に対して診療報酬が算定できるようになったという記事が、日本看護協会の「協会ニュース」に掲載された。

①サルコペニアの評価にも活用できる同心円モデル

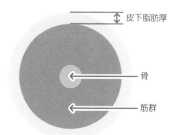

皮下脂肪厚

骨

筋群

$$筋断面積＝\frac{\pi\{(C/2\pi)-(SFr/2)\}^2+\pi\{(C/2\pi)-(SFl/2)\}^2}{2}$$

C：体肢周径，SF：皮下脂肪厚，r：右側，l：左側

$$筋減少率＝\frac{So-Si}{So}\times100$$

So：術前の筋断面積の値
Si：術後の各測定時期の筋断面積の値

図0-1　同心円モデルと筋肉量減少の推定値計算式

　同心円モデルによる栄養状態の評価は、簡便で侵襲がないことから、1970年代後半ごろ、術後の完全非経腸栄養管理法（中心静脈栄養法）が開発された際に、その栄養管理の評価方法として用いられた。わが国にも紹介され、研究に用いられた時期もあったが、しばらく忘れ去られていた。近年になって、栄養管理およびNST（nutritional support team）の設置が診療報酬で評価され*、その際の栄養評価に用いられるようになっている。

　世界に目を転じれば、その簡便さから、現在も発達途上国の保健・栄養政策で栄養状態の評価に用いられている。「命のメジャー」と呼ばれる簡易メジャーがつくられ、体脂肪量と筋肉量を合わせた栄養状態評価に用いられている。これもない場合は、上腕を親指と中指で囲み、その先を合わせた輪よりも細いかどうかで、低栄養のスクリーニングが行われている。

　また、昨今、高齢者のフレイル（脆弱性）を予防する上で、ひいては介護予防の観点から、加齢や疾患による筋肉量の減少とそれによる筋力・身体機能の低下（サルコペニア）の予防が重要といわれている。サルコペニアという概念は最近のもので、筋肉量の測定技術は大きく進歩したが、原理的にはこの同心円モデルを用いて大腿部をメジャーと皮下脂肪厚計で測定し、その部位の筋肉量の値を算出したものと同じである。

＊平成18（2006）年に、入院基本料等加算に、栄養管理実施加算が新たに設けられた。平成22（2010）年には、栄養サポートチーム加算が追加された。

外来看護の
発展に向けて

第**1**章

「在宅療養指導料」の新設を契機に開始した外来プライマリナーシング

この章では、外来での看護に対して初めて在宅療養指導料という診療報酬が認められたことをきっかけに開始した外来での患者相談の経験について紹介し、あわせてその患者相談を、診療報酬を活用する仕組みとして発信したこと、外来患者療養相談室の活動からどのような成果が得られたのかを紹介する。

1 在宅療養指導料が新設された背景

1 | 新規診療報酬についての日本看護協会のニュース報道

筆者は、毎回の療養相談が終わると看護管理室に立ち寄っていた。時には看護部長に、面談した患者について報告し、対応策の相談にのってもらうこともあった。というのも、看護部長は、序章で述べた研究のデータ収集時、外科病棟の師長として、研究対象の患者の方々に筆者の立場を説明し、紹介してくださった方だった。当時から、退院後の患者が病棟に食べ方などの相談に立ち寄った際には、親身になって丁寧に対応されていた。そして、常々、退院後の患者に対し、外来で看護師が療養上の相談にのる必要があると考えておられた。筆者の活動も、その考えがあって快く認めてもらったものだった。

平成4（1992）年の正月明け、その日の予定を終えて、看護管理室に立ち寄った際、看護部長は、日本看護協会の会報誌「協会ニュース」を筆者に示した。そこには平成4年度の診療報酬改定で、外来での看護に対して在宅療養指導料を新設すること、それまでの慢性疾患指導管理料を廃止することが記載されていた。

慢性疾患指導管理料は、通院する多くの内科系・外科系の患者が対象となっており、胃切除後の患者も対象に含まれていた。診察の際には、医師が指導を行ったということで算定され、カルテには、受診日ごとに、慢性疾患指導管理料と記載されていた。この項目の廃止による診療報酬の減収は、この病院全体でおよそ1億円と見積もられた。病院経営にとっては大

きな減収であり、それに代わる収入源が求められていた。在宅療養指導料による収入はそれには遠く及ばないことは明らかであったが、看護部長は外来で看護師が療養上の相談にのる仕組みをつくるには千載一遇のチャンスと捉え、在宅療養指導料を算定できる仕組みを一緒につくろうと筆者に声をかけてくれたのだった。

2 ｜ 在宅療養指導料と医療法第二次改正

　在宅療養指導料の新設は、医療法*の第二次改正と関連があった。第二次改正において、医療提供の理念が以下のように示された。

医療法第二次改正（平成4年）

第一条の二　医療は、生命の尊重と個人の尊厳の保持を旨とし、医師、歯科医師、薬剤師、看護師**その他の医療の担い手と医療を受ける者との信頼関係に基づき、及び医療を受ける者の心身の状況に応じて行われるとともに、その内容は、単に治療のみならず、疾病の予防のための措置及びリハビリテーションを含む良質かつ適切なものでなければならない。

2　医療は、国民自らの健康の保持のための努力を基礎として、病院、診療所、老人保健施設その他の医療を提供する施設（以下「医療提供施設」という）、医療を受ける者の居宅等において、医療提供施設の機能に応じ効率的に提供されなければならない。

　この改正により、看護師は医療提供において、それまでの「その他の医療の担い手」の中から、医師、歯科医師、薬剤師（3師）に並ぶものとして位置づけられた。このことは、医療法上の看護師の位置づけをそれまでに増して評価するもので、看護師の役割の一層の拡大と、あわせて責任の増大を求めることになったものと言える。

　また、患者の居宅などが医療提供施設と並ぶ医療の場として位置づけられた。その背景には、疾病構造の変化による慢性疾患の増加と人口の高齢

＊　医療を提供する体制の確保と、国民の健康の保持を目的として、医療機関（病院・診療所・助産所）の開設・管理・整備の方法などを定める、医療提供の最も基本となる法律（昭和23（1948）年制定）
＊＊　平成13（2001）年に「保健婦助産婦看護婦法」が改正されており、医療法第二次改正当時の名称は、看護婦である。本書では「保健師助産師看護師法」の改正を受けて、看護師と表記している。

化を背景とする入院医療費の高騰*がある。入院期間は、平成2年ごろでは平均44.9日であった。

http://www.mhlw.go.jp/toukei/saikin/hw/kanja/14/dl/03.pdf

　入院期間が長ければ、それだけ入院医療費も嵩むことになる。入院医療費低減対策として、医療提供の場に「医療を受ける者の居宅等において」が加わり、医療法改正以前から診療報酬上で評価されていた在宅での医療処置を含めて、法制度として「在宅医療」が位置づけられることになった。

　在宅療養指導料は、このような在宅医療の法制化を受けて、新設されたものであった**。
　患者がさまざまな医療処置や機器の管理を医療提供施設以外の場、すなわち、居宅等で安全に自己管理できるようにするために、外来で看護職が指導することに対して、診療報酬が評価されることになった。医療法上で看護師が3師と並んで明記されたことは、この診療報酬上での新しい役割を遂行することを後押ししたと考えられる。

2 在宅療養指導料の対象と算定要件

1 | 対象

　在宅療養指導料が新規に評価された当時の算定対象を、**表1-1**に示した。大別すると、「在宅療養指導管理料を算定している患者（以下、[在宅療養指導管理料算定患者]）又は、入院中の患者以外の患者であって、器具を装着しており、その管理に配慮を要するもの（以下、[器具装着患者]）」の2種類である。[在宅療養指導管理料算定患者]に関しては、10項目の算定患者、後者の [器具装着患者] は、種々のストーマ造設患者やカテー

＊　昭和48（1973）年以降の老人医療費無料化の影響である。
＊＊　当時の厚生省看護課長によれば、「看護に何か新しいものをつけようということでつけた」と筆者は聞いている。

表 1-1　在宅療養指導料の算定対象（平成 4 年）

在宅療養指導管理料を算定している患者
1. 在宅自己注射指導管理料
2. 在宅自己腹膜灌流指導管理料
3. 在宅酸素療法指導管理料
4. 在宅中心静脈栄養法指導管理料
5. 在宅成分栄養経管栄養法指導管理料
6. 在宅自己導尿指導管理料
7. 在宅人工呼吸指導管理料
8. 在宅悪性腫瘍患者指導管理料
9. 在宅寝たきり患者処置指導管理料*
10. 在宅自己疼痛管理指導管理料

入院中の患者以外の患者であって、器具を装着しており、その管理に配慮を要するもの
1. 人工肛門
2. 人工膀胱
3. 気管カニューレ
4. 留置カテーテル
5. ドレーン挿入等

＊　患者が家族などに付き添われて外来受診した場合に算定

テル、ドレーン挿入などの患者であった。
　なお、〈在宅療養指導管理料〉の項目は、その後、増加していくが、そのことについては第 5 章で述べる。

2 ｜ 算定要件

　これら、［在宅療養指導管理料算定患者］または［器具装着患者］に対し、医師の指示にもとづき、外来で 30 分以上、個別に、プライバシーの確保できる専用の場所で、保健師または看護師が必要な指導を行い、記録した場合に算定できるとされた。療養の指導に当たる保健師または看護師は、訪問看護や外来診察の診療の補助を兼ねることができる。

3 ｜「30 分以上の指導」の解釈

　［在宅療養指導管理料算定患者］については、もともと患者が必要とする指導管理は、それぞれの〈在宅療養指導管理料〉の中で提供すべきとされていた。例えば、インスリン製剤や血液凝固製剤の自己注射を要する患者に対しては、平成 4（1992）年以前より、自己注射に必要な手技を含めた指導は、医師の指示のもと、看護師も行っていたが、在宅療養指導料の

新設後は、「在宅療養指導料は、算定要件を満たす場合は、在宅療養指導管理料とあわせて算定する必要はない」と、された。

治療基準早見表平成 5 年 4 月版／標準点数と準用点数表，p.6, 医学通信社，1993.

　なんともわかりにくい表現であった。「30 分を超えた場合は、別途、在宅療養指導料を算定してよい、あるいは〈在宅療養指導管理料〉に含める必要はない」とすればよいものを、と考えるが、一方で、それぞれの在宅医療処置の指導管理は当然必要なこととして「マルメ」られていたのだから、こう書くしかないのだろうと、おかしな納得をすることであった。すでに述べたように、平成 4 年になるまで、医療法上では看護師（当時は看護婦）は「その他の医療の担い手」という位置づけであったために、指導にかかわる職種として記載されなかったのでは、とも推測される。

　要は、〈在宅療養指導管理料〉の対象患者に対しては、医師、看護職者それぞれの立場での指導を提供することは当然の前提であり、保健師あるいは看護師がその在宅医療に関して必要な指導を行い、その指導・相談のための対応時間が 30 分を超える場合に、〈在宅療養指導管理料〉にマルメずに別途、在宅療養指導料が算定できる、ということである。

　［器具装着患者］については、もともと〈在宅療養指導管理料〉に該当する項目はないが、「30 分以上の指導」は同様に求められる。

 ## **外来患者療養相談室の立ち上げと運営**

1 ｜ 外来患者療養相談室の開設と院内周知

　研究データ収集後に筆者が患者の療養相談に応じていた病院では、看護部の積極的な働き掛けにより、病院長、事務長の了解を得て、外来患者療養相談室がつくられることになった。あわせて看護部長が病院の本部に掛け合って、看護相談・教育担当というポストがつくられた。筆者は嘱託の保健師としてそのポストに就き、週に 1 回、その業務を担当することになった。

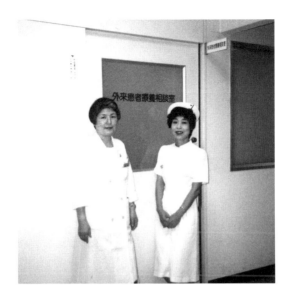

図1-1　外来患者療養相談室の前で（左が筆者）

　外来患者療養相談室での看護師の対応の姿勢は、患者である人々の生活者としての立場に立って一緒にその療養生活上の支障の改善に取り組むことである。入院に続く、あるいは外来での出会いに始まる看護過程の運用であり、室の名称を、診療報酬の名称にある「在宅療養指導」ではなく、「療養相談」としたゆえんである。

　外来患者療養相談室は病院の正面玄関を入ってすぐの、人目につきやすい場所に置かれた（図1-1）。診療報酬の施設基準に従って、患者のプライバシーが確保できる専用の個室で、電話も備えられた。落ちついて面談ができるように、患者にも医療者と同じ座り心地のよい椅子を用意するなど、室内の装備品にも配慮がされた。その部屋の両隣には服薬相談室と訪問看護室が、これもそのときの診療報酬改定を機に新設されることになった。

　この新しい外来患者療養相談室は、看護部の活動として病院管理者会議で周知された。病院の各診療科の医師達に理解してもらうとともに、看護師による相談が必要と判断された患者を相談室に紹介するように図られた。

2 | 相談の対象と体制

　図1-2に、外来患者療養相談の対象と流れを示した。

　対象には、在宅療養指導料の算定対象のほか、看護師による相談が必要と考えられるさまざまな患者も含めることになった。胃切除後や、潰瘍性大腸炎による大腸全摘後のストーマ閉鎖後（ストーマ造設時は装具の管理に配慮を要する患者として、在宅療養指導料の対象となる）、クローン病、糖尿病（インスリン製剤を使っていない場合）、神経疾患、尿失禁、がん性疼痛、ターミナル期の患者など、看護師から見て必要があると判断した場合や、患者や家族から希望があった場合、退院時に継続看護の必要があった患者、また、医師から指示があった場合などだった。医師からの指示は、他科への依頼箋の形をとったり、後で述べる外来患者療養相談記録用紙の指示欄に記載されたりした。

　筆者のほか、各診療科外来の看護師が患者に対応し、当初は、病棟師長も輪番で担当した。相談活動が進んでくると、在宅療養指導料の算定対象かどうかを問わず、医師が患者に「看護師と一緒に考えてみないか」と、療養相談を勧めるようになった。相談場所は外来患者療養相談室のほか、

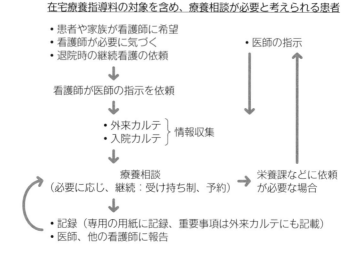

図1-2　外来患者療養相談の対象と流れ

各科外来の空きブースなどを活用した。

　相談には患者ごとに継続して同じ看護師が「受け持ち」として対応し、「外来プライマリナーシング」と呼ぶことにした。これは、当時、同じ看護師が入院から退院まで継続して同じ患者を担当する方式が「プライマリナーシング」と呼ばれていたことに因んだものであった。

3 ｜ 外来患者療養相談の記録と情報共有

　相談の記録には専用の書式を作成し、相談の過程はS（主観的情報）、O（客観的情報）、A（アセスメント）、P（計画）で記録することにした。その管理や取り扱いは外来部門の看護師と一緒に取り決めた。

　患者ごとに、ファイルを作成し、相談記録を綴じて対応した部署に置き、コピーを各科の患者の外来カルテにも綴じることにした。その際に、原本とコピーともに用紙の色をピンクにして、看護の相談記録であることが一目瞭然でわかるようにした。特に医師と情報を共有したい事柄は診療録にも簡潔に記載し、担当した看護師が署名をすることにした。

　事柄によっては、主治医やほかの看護師と迅速に情報共有を図る必要があることもある。その場合は、まず、口頭で報告したのちに記録という手順にしていた。

4 ｜ 事務部門との連携

　医事課にも働きかけ、外来の会計システム上に在宅療養指導料を反映させた。電算システムにその項目を追加してもらうとともに、会計伝票に在宅療養指導料の項目を設け、実施した場合はその欄にチェックをすればよいだけにした。これによって診療報酬の算定漏れが少なくなることは当然として、在宅療養指導料の算定件数を簡単に把握できるようになった。当初は、月末になると医事課に前月分の件数とその各科外来別内訳を出してもらえるように依頼していたが、そのうち、依頼しなくても月初になると前月分の実績が外来患者療養相談室に届けられるようになった。

　この情報とあわせ、各科外来で対応した在宅療養指導料算定対象以外の患者に対する相談・指導件数についても把握し、外来患者療養相談の記録として管理するようにした。

筆者らは、このような外来での看護提供システムをつくり、運営した当初の経験を1冊の書籍にまとめた。その中には、次の項で紹介する内容も一部、含まれている。同様の仕組みが広くつくられて、外来で患者に必要な看護が提供されることを期待してのことであった。

数間恵子，岡本典子編集：外来プライマリナーシング，医学書院．1996.

 # 4 在宅療養指導料を活かす仕組みとして 外来患者療養相談室を発信

筆者らが在宅療養指導料を活かして外来プライマリナーシングを始めた平成4（1992）年ごろは、外来での看護に診療報酬が算定できることはほとんど意識されておらず、「外来に看護なんてあるの？」と言われていた。外来は家庭の事情などで病棟の3交代ができない人や、病棟でやっていけない人が配属されるところ、とも言われていた。もちろん、診療報酬上での評価とは別に、病院管理者や看護部の考えで外来に優秀な看護師を配置している病院もあり、筆者らが外来患者療養相談室を開設した病院もその例だった。

1 | 在宅療養指導料による外来での看護提供を周知する活動

新設された診療報酬もそれを使わなければ、「看護師さんたち、何やってるの？」と言われかねないと思った。もっと言えば、それを活かして患者が医療処置をうまく生活に織り込んだり、自分に必要な療養行動がとれるように支援するのは、看護職者がやらなければ誰がやるのか、自分達でやらなければせっかくの診療報酬も「絵に描いた餅」になってしまう、新設された項目が算定されないがために削除されることだってあるのだ、と危惧を覚えた。

そこで、まずは、在宅療養指導料について看護職者自身が知る必要があると考えた。さまざまな機会を捉えて、診療報酬が新設されたこと、それ

を活かして外来で看護を提供する仕組みとして外来患者療養相談室および外来プライマリナーシングを紹介し、在宅療養指導料の周知を図ることにした。

❶学会発表

　看護部長や外来看護師と相談し、外来患者療養相談室の立ち上げの趣旨と運営システム、続いて2年間の活動実績、さらに6年間の活動実績を、病院が所属する団体が開催する学会で発表した。6年間の活動実態については医事課の担当者も含めたメンバーで発表し、その団体の学会賞をいただいた。

　　横村妙子, 岡本典子, 数間恵子, 原雅子, 吉田道弘：外来プライマリナーシングによる療養相談活動6年間の評価. 第36回日本社会保険医学会総会演説集. 1999.

　さらに、相談業務に携わる外来看護師たちも、県の看護協会など、それぞれが関連する学会で発表するようになった。

❷メディアの力の活用

　在宅療養指導料を知ってもらうために、メディアの力も借りることにした。「週刊医学界新聞」に取材を依頼し、外来患者療養相談室や指導中の写真、「意外に知られていない在宅療養指導料」というコラムを含め、2面にわたって大きく取り上げてもらった。

　　数間恵子, 岡本典子：社会保険船橋中央病院における在宅療養指導—指導・相談の実施で患者の期待に応える医療を, 週刊医学界新聞, 第2069号, 1993.

　また、寄稿を依頼された会報誌や雑誌（『看護白書』「看護ちば」「看護学雑誌」など）にも、病院のスタッフも含めて積極的に書かせてもらった。

2 ｜ 見学者への対応

　周知のための活動を続けるうちに、外来患者療養相談室を見学したいという声が届くようになった。在宅療養指導料とその活用の実際を知ってもらう絶好の機会である。見学者には、患者の了解が得られれば相談の場に同席してもらい、記録の実際も見てもらった。病院のある千葉県以外に、遠くは中部圏の病院からも見学者が訪れた。

見学後に同様の活動を立ち上げたという報告もいくつか届いた＊。

　余談になるが、見学者の一人から、「事務の専門家がいるのはとてもう らやましいことですね。私のところは地方自治体の病院なので、事務職員 は他の部署への異動があり、医事のエキスパートが得られないのです」と いう言葉が聞かれた。2017 年現在、チーム医療といわれて久しく、チー ムメンバーに事務職員を含めるのは当然になったことを思うと（コラム③ p.107）、隔世の感がある。

3｜講演活動

　日本看護協会や各都道府県支部からの講演依頼もどんどん引き受けた。 講演のタイトルには「外来看護」「外来プライマリナーシング」「新しい外 来での看護の機能」などのキーワードを含めた。看護部のメンバーも積極 的に講演に出向いた。求めがあれば筆者らはどこへでも出かけていった。 この PR 活動はまさに全国行脚と呼べるものだった。

5 外来患者療養相談の実態と効果

　さまざまな機会や媒体を活用して在宅療養指導料と外来患者療養相談室 の活動やプライマリナーシングについて情報発信に努めてきたが、一方で、 自分たちが実際に対応している患者の変化に手ごたえが感じられるように なった。また、療養相談を行った患者の診療データの蓄積も進み、看護師 の側にも変化が見られるようになった。療養相談による患者・看護師の変 化、蓄積したデータなどで活動を評価し、公表することも情報発信の一環 として重要だと考えた。

＊　さらに後年になって（約四半世紀後）、ある県の看護協会の研修に講師としてうかがった際に、担当の方 から「自分も管理者の立場で外来患者療養相談室を見学し、主任や少し下のレベルの看護師が輪番で外 来相談を行うようにした。その看護師達の能力が向上し、患児や親の評判もよかった」という話を聞いた。

1 │ 療養相談による成果の実際

　筆者が対応し、印象深かったものについて、どのように療養相談を進めたかに焦点を当てて、あわせてその結果がどうなったかを紹介しよう。

エピソード1　長期の治療中断歴があり、合併症がある患者への配慮

　10年近い治療中断の末、足趾潰瘍で外来を受診した40歳代前半の自営業の男性Aさん。潰瘍は整形外科で処置されていたが、糖尿病の自己管理支援の必要があるということで、外来看護師から筆者のところに対応の依頼があった。

　Aさんは整形外科のブースでの薬浴中とのことであったが、Aさんの病院滞在時間を長引かせないように、その時間を活用しようと考えて、Aさんがいる場所に出向き、挨拶をして、外来看護師から面談して欲しいとの連絡を受けてうかがったと伝えた。Aさんは薬浴のベースンに患足を浸し、渋面で座っていた。筆者は、「傷の消毒で毎日通院されて大変ですね」と声をかけて、Aさんと並行に並ぶように椅子に掛け、Aさんの話を聴いた。Aさんは、10年間、保健所の糖尿病教室に何度も参加したり、ウオーキングの会に入ったりなど、自分で糖尿病を治そうといかに努力して頑張ってきたかを、ぽつりぽつりと、ときに堰を切ったように話し、あいだに何度も、「でも、やっぱり駄目だった……」と大きく息をしながら、繰り返し嘆いた。

　その後、しばらくのあいだ、週に一回、相談室でAさんが語ることを聴き、労い、次回の面談の約束をして帰るということが続いた。足趾潰瘍も快方に向かっていった。この時期は、受診が継続されることを最優先に考え、聞き役に徹した。

　そのうち、少しずつAさんの日常生活の様子を尋ね、より好ましいと考えられる療養行動の選択肢を提案して話し合えるようになった。Aさんは「そういうのは、好みじゃないね」「そんなことはよく知っているよ」などと言いながらも、継続して内科受診後に相談室を訪れ、病気のことや食事のことなどを話していかれ、血糖コントロールは改善していった。

　その後、ときどき、予約なしに相談室を訪れ、「革靴が履けるようになったよ。仕事の営業先にはこれでないとね」と、スーツ姿で靴を嬉しそうに

見せたり、「足が悪かったときに生まれたちび（娘）が、今度、小学校に上がったんだよ」と、写真館で撮った立派な家族写真を携えて立ち寄ってくれたりした。

まずはＡさんが長く病気と取り組んできた歴史を受け止め、たとえ、それが合併症に至ったものだったとしても、労いながら対応したことが通院継続につながったと考えられた。

エピソード２　過体重の背景にある生活習慣への働きかけの難しさ

同じく、外来看護師からの紹介で療養相談が始まった50歳代後半の女性Ｂさん。糖尿病と診断されて10年以上経過しており、経口糖尿病薬を使用していた。過体重で血糖コントロール不良、夫と成人した２人の子どもの４人家族。初回面談で最初にＢさんが話したことは、「友人が糖尿病で目が見えなくなった、自分はそうなりたくない」であった。

Ｂさんの食生活を尋ねていくと、就職して同居している子ども２人が、家で夕食を食べるかどうかわからなくても、毎日４人分の食材を購入して調理し、子どもたちが食べなかった場合は、翌日の昼に自分がそれを食べて片付ける、ということだった。子どもたちに、夕食が不要になったら家に連絡させるというようなことは、考えてもいないようだった。そういう生活の積み重ねが過体重につながっていることが推測され、いろいろな改善策を一緒に考えて提案した。

しかし、徐々に予約した相談の日に来なくなり、内科受診も中断に至った。その数年後、白杖をついて病院の玄関ホールを歩いている姿が見られた。残念なことであった。

Ｂさんは、子どもの分を含めて夕食を準備することで、子どもとの関係や母親としての役割を維持しているとも考えられた。その習慣を変化させることは役割の喪失につながる危険があり、それ以上は療養相談を進められなかった。生活習慣が患者その人だけで成り立っているわけではなく、そこに生活習慣改善の難しいところがあることを改めて実感した。

エピソード3　胃切除後の体重回復についての心配の対応

　胃切除後、数ヵ月後の50歳代男性のCさん。摂食にともなう後遺障害はないが、なかなか体重が増えないことを心配していた。Cさんの上腕周囲長と皮下脂肪厚を継続して計測していたので、その値の推移をみると、体重と周囲長は変わらず、皮下脂肪厚は減少傾向にあった。このことから、筋肉量は回復してきているが、体脂肪量が減少しており、体重としては相殺されて変わらないことが推測された。筆者の過去の研究結果（p.5の3点目の文献）をもとに、Cさんに、筋肉と体脂肪が身体の中で置き換わっているので、今のように順調に食べられれば、今後、体脂肪量が増加に転じ、それが体重増加になって現れることを説明した。Cさんはその説明に納得した。

　Cさんに行った説明は、過去の研究の結果を患者の療養相談に活かしたものであった。患者が自分の体の中で起こっていることを知って納得できることが重要であることを示す例と考えられた。

エピソード4　胃切除後の低血糖症状のすくい上げに脂肪肝所見を活用する試み

　胃切除で退院後、外科受診後にいつも相談室を訪れていた40歳代の女性Dさん。食事は1日5～6回に分けていた。退院1年目のころ、「先生（医師）に脂肪肝*だと言われた」と相談室を訪れた。就寝後、頻繁に冷や汗をかき、寝間着がぐっしょり濡れて目が覚めると医師に訴えたところ、「甘い物がクスリになる」と言われて、昼食に菓子パンなどを食べるようになり、午後にも冷や汗をかくようになったという。

　Dさんに冷や汗は胃切除後の後発性低血糖の症状であることを伝え、症状が起きたときには医師に言われたようにしてよいが、低血糖は予防のほうが大事で、甘い物はかえって低血糖になりやすいこと、症状がどうして起きるのかを説明し、具体的な食べ方を提案した。朝、昼、夜は、おかずにきちんと卵、肉、魚などタンパク質と脂質を摂るようにすること、間食

---

*　進行胃癌の場合は、肝転移の検索目的で定期的に肝臓の検査が行われる。その検査で脂肪肝所見が見られたものである。胃切除後、食べたものが急速に小腸に達し、吸収されて急峻高血糖を起こし、その反動でインスリン分泌が促されてブドウ糖が脂肪になり、低血糖（後発性低血糖）になると同時に、脂肪が肝臓に蓄えられることによる。

も、例えば、焼プリンなど、糖質に偏らないものを摂るように勧めた。

その後、Dさんの低血糖症状は頻度・程度とも改善し、脂肪肝の所見も消失した。

患者が体験している症状の機序を解説しながら、医師が患者に説明したことについて、わかりやすく補って、適切な行動がとれるように支援することは、看護の重要な役割であろう。

このDさんのエピソードから、医師の協力を得て、過去3年間の胃切除術患者152例中、進行癌で術後に肝の超音波検査が行われた97例の検査所見をさかのぼって調べた。術前から脂肪肝所見があった例などを除くと、5例に脂肪肝の所見があった。それらの患者について筆者の面談記録と照合したところ、食事や間食は糖質に偏っており、面談時にその食生活に対する指導を行っていた。低血糖の症状を自覚して訴える例はなかったが、ジャムパンや大量の飴を間食に摂っており、それは血糖値の低下にともなう生理的欲求に対するものと考えられた。

数間恵子, 原雅子, 小林順子, 藤本茂：胃切除後の「食べ方」要指導患者発見における肝超音波所見の有用性に関する検討, 第9回胃術後障害研究会プログラム・抄録集. 40-41. 1996.

このあと、外科外来の受付窓口の事務机にあった別の患者のカルテに、肝超音波検査の結果報告書が挟まれており、脂肪肝所見が記載されているのが偶然に目に入った。その方（Eさん、40歳代男性）に声をかけて低血糖症状について詳しく尋ねたところ、その症状を経験していることがわかった。Eさんは症状について医師には伝えていなかった。

そこで、低血糖の予防につながる食べ方を一緒に相談した。その後、Eさんは低血糖の症状を経験することはなくなった。そして、「この前、久々に好きな釣りに行って楽しんできた。前は水に落ちるのが怖くて、行けなかった」と語った。

Eさんのように、何か症状を経験している場合でも、そのことを医師や看護師に言わないことは多い。胃切除後の脂肪肝所見は、患者が低血糖を経験していることをすくい上げる手段として活用できる可能性が考えられた。

エピソード5　手術をかたくなに拒む理由を把握する重要性

　外来の看護師が、「あの患者さん（Fさん）は、ドクターから手術を勧められているんだけれど、毎回、手術は嫌だと言って、いつもドクターとにらめっこしてるんです。Fさんに話を聴いてもらえませんか」と言ってきた。

　診察室の内廊下から、高齢男性が医師とにらみ合っているのが見えた。診察ブースのシャーカステンには、大腸癌のアップルコア像*が鮮明に出ているX線写真があった。医師は、大腸の腫瘍のために、いずれは通過障害が起こること、放置すると腸が破れる危険があるので、一刻も早く、その箇所を切り取って腸をつなぎ直す手術が必要と、Fさんが受診するたびに話しているのだった。

　筆者は、Fさんと面談する指示を医師から得て、面談を開始した。「手術がお嫌なようですが……」と尋ねると、Fさんは「以前、胃の手術で入院したときに、同じ部屋にいた腸の手術をした人はみんな、ひと月以上も入院していた。それから腸の手術をした友達も、そのあと、みんな死んでしまった。自分には今、定年退職した息子に自分の仕事を継がせることが一番大事。だから、ひと月も入院してられない」と、語った。Fさんは、見聞きしてきた人たちの経過を自分に重ね合わせ、自分が手術を受けると同じようなことになると思い、この時期に手術を受けることを受け入れられないようであった。

　その気持ちを受け止めてから、筆者は、医師が手術を勧める理由を、大腸とアップルコアの図を描いて、「腫瘍が大きくなって芯のように見える部分がもっと細くなって、やがては大腸をふさぐようになる。そうなると腸の内容物が通らなくなって大量に溜まり、芯の口側の大腸が破れて腸の中のものがおなかの中に散らばり、大変危険なことになる。そうならないように、先生（医師）が手術を勧めている」と、図にそのことを書き足しながら説明した。そのあいだ、Fさんは、筆者の説明をじっと聞いていた。筆者は、「お帰りになられたら、この図をご家族にも見せてよく相談なさってください」と伝え、図を持たせて帰した。医師と外来看護師には、図を

---

*　大腸癌が進行して腸管内に膨隆してくると、X線写真で、その部分がちょうどリンゴを丸かじりしたあとの芯の部分のように見えるところから、こう呼ばれるようになった。

描いて患者に説明したことを報告した。

その後、1ヵ月しないうちに、Fさんは救急車で病院に運ばれた。大腸穿孔であった。数日後、重症室で亡くなった。

後日、筆者に面談を依頼したベテランの外来看護師は、「Fさんは（入院して手術に大事な時間を割かずに）自分の大事なことができて、よかったんじゃないの」と話した。Fさんが、治療と、残り少なくなった自分の人生の目的遂行とのどちらを優先させるかを、自分の状態を知った上で決められたと肯定的に受け止めていた。

これらのエピソードは、患者との療養相談の手ごたえを示すものと言えよう。もちろん、時間と場所の確保がされたことによるものである。さらに、臨床研究のヒントを得る機会でもある。まさに「患者さんは先生」の一言に尽きるだろう。

2 │ 活動全体の実態と患者による評価

まず、開始から2年間の相談・指導の実態と、患者による評価を調べた。2年間に対応した195人のうちでは、インスリン療法および食事療法のみの糖尿病患者が最も多く、6割以上を占めた。人工肛門と胃切除後の患者がそれに続き、それぞれ約1割強、他にも尿路変更、成長ホルモン自己注射の患者など、さまざまであった。延べ相談件数に占める在宅療養指導料算定の割合は約4分の1で多いとは言えないが、外来患者療養相談室の趣旨に沿った結果と言えるだろう。このような実態が把握できたのは医事課の協力あってのことである。自分たちの行為で算定できる診療報酬項目を、会計システムに組み込んでもらうために積極的に働きかける重要性を肌で感じた。

患者による評価は、2年間に対応した患者の半数（患者ID偶数番号）に郵送で尋ねた。回収率は54％であった。**表1-2**に、外来患者相談に対する患者の評価を示した。表からもわかるように、患者からの評価はよかった。調査票の余白に「いくら聞いていただいても十分すぎることはありません。私の気持ちが落ち着くまで話を聞いてアドバイスしてくださり、感謝しています」と書き添えた患者もいた。

表1-2　外来患者療養相談に対する患者の評価

項目	患者の評価* ％				
	1	2	3	4	無回答
よく話を聴いてくれた	94	6	0	0	0
問題が解決した／相談・指導が役に立った	57	39	4	0	0
時間は十分だった	41	49	6	4	0
丁寧に対応してくれた	69	29	0	0	2
他の患者に勧めたい	59	31	2	0	8
必要なら、また利用したい	71	25	2	0	2

＊　1：非常に満足／同意する　　　　2：概ね満足／同意する
　　3：あまり満足しない／同意しない　4：満足しない／同意しない

看管理. 5（1）：7, 1995.

　相談室についての要望は、「病院の目玉として、ぜひ続けてほしい」「相談室があるのを広く知ってもらえるよう、掲示などがあるとよい」など、概ね好評であった。

　この調査結果は、看護管理の雑誌に投稿した。

数間恵子, 岡本典子, 大谷真澄, 横村妙子, 吉原茂美, ほか：外来患者に対する個別療養相談活動と患者の評価, 在宅療養指導料設定を背景として. 看管理. 5（1）：4-9, 1995.

3 ｜ 糖尿病患者に対するプライマリナーシングの実際と評価

　対象として最も多かったのは糖尿病患者であったが、これには内科外来の看護師の強い思いが背景にあった。当時、血糖コントロールが不良な患者が多く、看護師たちは何とかしたい、何とかできないかと思っていた。外来患者療養相談室ができたのを機に、内科外来の主任看護師のリーダーシップにより、それらの患者へのプライマリナーシングが始まった。

　対象は、インスリン治療を行っているかどうかにかかわらず、血糖コントロールがうまくいっていない、教育入院を繰り返すなどで、看護師が相談の必要性があると考え、医師が了解した患者、あるいは医師から指示・依頼がある患者で、本人から看護師による指導の同意が得られた場合である。

　医師の指示→栄養指導→食事調査票記入→栄養科による内容チェック→看護師による相談・指導が基本的な流れであった。6名の看護師がプライ

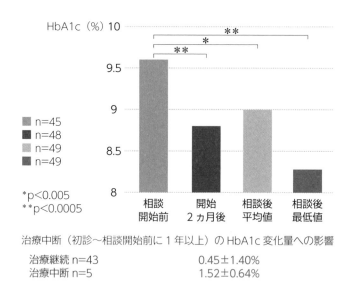

HbA1c（%）

*p<0.005
**p<0.0005

n=45
n=48
n=49
n=49

相談開始前　開始2ヵ月後　相談後平均値　相談後最低値

治療中断（初診〜相談開始前に1年以上）のHbA1c変化量への影響

治療継続 n=43　　　0.45±1.40%
治療中断 n=5　　　1.52±0.64%

図1-3　プライマリナーシングによるHbA1cの変化とその関連要因

マリナースとなり、患者の都合に合わせ、医師の診察日以外にも対応した。プライマリナーシングは患者または看護師がその必要がないと認めるまで継続し、必要時には再開した。

　プライマリナーシングによる患者の変化を、患者の半数（患者ID奇数番号）51名のカルテで調べた結果、HbA1cは開始前後で有意に改善した（図1-3）。HbA1cの改善（変化量）に関連する要因として統計的に有意だったのは治療中断があることで、他には認められなかった。

　プライマリナーシング開始後のHbA1cの変化では、個別相談・指導が継続された患者では改善例が最も多く、無効だったのは3割弱、リバウンドは約1割だった。一方、個別相談・指導を中断した者では改善例は見られず、無効とリバウンドが半々であった（図1-4）。

　これらから、在宅療養指導料の適応かどうかにかかわらず、血糖コントロールが不良な患者にプライマリ制で対応することは有効と考えられた。このことは看護を提供するシステムによる効果と考え、看護管理の雑誌に公表した。

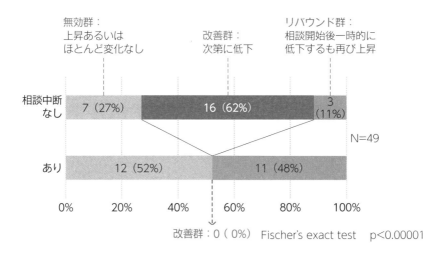

図1-4 HbA1cの変化パターンと看護相談との関係

尾崎章子, 横村妙子, 数間恵子, 小川陽子, 佐藤芳乃, ほか：外来糖尿病患者に対するプライマリ・ナーシングとその評価. 看管理. 6（1）：52-59, 1996.

　なお、プライマリナーシングによって患者の血糖コントロールが変化するかを数量的に調べた研究は、公表当時、他には見出せなかった。

　平成8（1996）年10月に日本糖尿病教育・看護学会が設立され、学会設立後に日本糖尿病療養指導士の認定や糖尿病看護認定看護師の教育が開始された。糖尿病患者に対する筆者らの活動は学会設立以前のことで、プライマリナースの役割を果たしていたのは、自ら学んで取り組んだ看護師たちであり、特別な教育背景はなかった。このことは、一般市中病院でも前述のようなプライマリナーシングを個別療養相談の仕組みとして取り入れることが有効なことを示していると考えられた。

4｜療養相談に携わった看護師の変化
　療養相談を行うようになってから、患者だけでなく、プライマリナースの側にも変化が現れるようになった。そこで、活動開始から5年を経たのを機に、看護師の取り組みがどのように変化してきたのかを調べた。

療養相談を行った患者は5年間で615名、内科、外科、小児科の順で多く、全件数に占める在宅療養指導料の算定は増加傾向にあった。

　外来看護師31名に無記名で自記式調査を行った。療養相談を行ったことがある19名は、以前に比べ、「患者や家族が話しかけてきたときはできるだけ話を聞くようになった」「声をかけて家での様子を聞き出すようになった」など、非常に変化したと答え、チームワークが良好になり、自己学習の推進と仕事に対する満足感と自律性は、かなりあるいは少しは増加した者が多く、業務負担の増加については、感じている者と変化なしとした者があった。療養相談を行ったことのない12名は、「大変そう」だが「やってみたい」一方で、「時間内にできそうにない」という意見もあった。これらから、看護師の外来患者療養相談は人材活用と能力開発の点で有用と考えられた。

　以上についても、看護管理関係の学会誌に投稿し、掲載された。

　岡本典子, 数間恵子, 道山知子, 横村妙子, 滝谷和子, ほか：外来プライマリナーシングによる療養相談活動5年間の評価―相談活動の実態と看護婦の取り組みの変化―. 日看管会誌. 2(1)：57-64, 1998.

5 ｜ 外来患者療養相談の発信や研究がもたらしたもの

　これまで述べてきた在宅療養指導料を活用した外来療養相談についての情報発信や、実際の活動、研究が及ぼした効果のいくつかを後年になって知った。また、外来療養相談やその評価をまとめることは、看護の実践家と研究者を結び付ける重要な手段になると考えるようになった。

❶看護職者への波及効果

　「医学界新聞の記事（p.23参照）が出たとき、こういう活動ができることを知って、もう、嬉しくて内科の教授に見せに行きました」と言われた看護大学教員の方は、その記事をきっかけに始めた糖尿病患者への療養相談を長年続けておられるとのことであった。このことを筆者が聞いたのは、その記事から20年ほど後のことだった。

　「看護でこういう仕事の仕方があるのか、と初めて知って、自分もやってみたいと思うようになりました」と話してくれた方は、大学院生のとき筆者の外来療養相談室での活動を見学していた。その方は精力的に外来で

の看護提供にかかわる仕事を継続され、その後、大学教員に転じて外来での看護についても研究を続けられている。

❷実践家と研究者の連携

糖尿病患者に対する個別療養相談の効果を調べた研究（p.31 参照）の過程では、実践家と研究者の連携の重要性を実感した。筆者が療養相談のかたわら、大学に奉職するようになり（詳しくは後述する）、そこの大学院生が研究を手伝ってくれた。大学院修士・博士課程の教育の一環として数量的な研究の経験も必要と考え、上司の教授に認めてもらってのことだった。もちろん、大学院生自身の参加の意思もあった。大学院生は、病歴室に籠ってカルテから黙々とデータを集め、筆者の指導に従って分析を進め、論文にしてくれた。研究データ収集や分析のための膨大な時間を確保することは、医療現場で働く看護師には極めて難しく、この原稿を書いていた 2017（平成 29）年でも変わらないであろう。

患者に必要と考えられる看護を提供し、実際に効果があるかどうかを研究によって確認することは、看護の発展には欠かせない。しかし、看護を提供する役割と、その効果を研究として確認する役割を、同じ人間の中で同時進行させることは難しい。一つは、実践の場での看護の提供と研究の計画・遂行・論文化ではそれぞれ求められる知識・技術に大きな違いがあることである。二つ目は、研究としてみた場合、1 人が 2 つの役割をとることは看護の提供やデータの測定にバイアスがかかる可能性を排除できない。とすれば、看護の提供者とデータ測定・分析者を別にするか、研究のタイプによっては、2 つの役割を時間差でずらすか、であろう。

筆者らは前者の方法をとった。大学院生にとっては、データを目的に沿って分析する過程でさまざまな解析の手法を統計ソフトの使い方とあわせて理解し、身につけることができた。実践家にとっては、自分たちの活動の成果をきちんと数字で示すことができた。これは、双方にとって好ましい関係と言える。そして、これを看護の研究の効率を上げる方法として取り入れるのは、大学院生を教育する上で、ひいては臨床看護の研究者を育てる上で、非常に有効である。もちろん、担当範囲、オーサーシップなどについて事前の協議が必要であることは言うまでもない。

第 **2** 章

「在宅療養指導料」の 認知度・算定の実態 などの調査

第1章で述べた在宅療養指導料を知ってもらうための活動の一環として、医療提供施設を対象とした調査も行った。

調査票の内容が自分の知らないことであった場合、回答者は「これはなに？」という疑問を抱き、関心があれば、問い合わせをしたり、自ら調べたりする。今度はその効果に期待することにした。

1 1回目の調査─誤った解釈が多かった

1 ｜ 背景と調査の実際

在宅療養指導料の算定が始まってから2年後の平成6（1994）年、筆者は某国立大学医学部に新設された看護学教育課程の教員として奉職することになった。上司*が理解のある方であり、病院での外来患者療養相談の活動も続けることができた。

奉職した直後、厚生省看護課の事業（厚生科学研究費補助金　看護対策総合研究事業）が始まり、上司が主任研究者を務める「老人に対する看護技術研究」の中の、在宅看護に関連する領域の研究を手伝わせてもらうことになった。在宅看護の対象者の中には、訪問看護の重症者管理加算の対象として、筆者が外来で対応していた在宅療養指導料の算定対象とほぼ同じ医療処置を受けている人々がいた。同じく在宅療養をする患者でも、訪問看護を要する患者には重症者管理加算、外来通院できる患者には在宅療養指導料と、状態に応じた看護の場の違いによって区分ができることを学んだ**。在宅医療について理解が深まり、視野が広がった。

＊　川村佐和子教授（当時）である。東京都神経科学研究所在任当時、在宅人工呼吸指導管理料の新設に尽力され、それは筋萎縮性側索硬化症（ALS）の患者が人工呼吸器を装着して在宅で療養できる仕組みづくりにつながることになった。また、川村教授は看護基礎教育に在宅看護を設けることにも尽力された。
＊＊　後年、川村教授が訪問看護に関する別の研究費を得た際に、筆者は、訪問看護の重症者管理加算の対象と在宅療養指導料の算定対象がほぼ同じであることを学んだ経験を活かして、研究に参加させていただいた。その成果は報告書のほか、以下の書籍でも公表された。
　　川村佐和子監修，数間恵子，川越博美編集：在宅療養支援のための医療処置管理看護プロトコール．日本看護協会出版会，2000.

看護課の研究事業は数年続き、3 年目に筆者の関心事である在宅療養指導料に関する調査を研究の一環として盛り込むことが認められた。

　調査の目的は、外来に通院する在宅療養患者への看護支援を拡充するために、在宅療養指導料の活用実態と課題を明らかにするものであった。対象は、国公私立大学病院（100 床以上）と医師の臨床研修指定病院の計 465 施設で、看護部長あてに調査票を郵送した。調査票は多肢選択式と自由記載を組み合わせ、趣意書に、外来看護の責任者に回答してもらうよう依頼した。この調査の目的を踏まえ、趣意書には在宅療養指導料についての説明は加えなかった。

　しばらくすると、調査票を送った施設の医事課や看護部から、「診療報酬のどの項目を見ればよいか」「今後算定していくにはどうすればよいか」「具体的算定指導内容を知りたい」などの問い合わせが来るようになった。

2 ｜ 調査の結果

　調査票の回収率は 66.7％（311 施設）で、有効票は 303 票であった。有効票の回答内容を検討し、整理したのが**表 2-1** である。

　在宅療養指導料による指導を実施し、請求していると判断されたのは約 4 割だった。回答内容の確認を要したもののうち、施設が特定できた場合はさらに電話で確認を行った。その中では、在宅療養指導料について回答に誤りがあったのは 18 施設（約 6％）（b）で、〈在宅療養指導管理料〉の請求件数を回答していた。〈在宅療養指導管理料〉との誤認が確認されたのが 20 施設（約 7％）であった（d）。この b、d は、2 つの診療報酬項目の違いが的確に理解されていないことを示している。

　42 施設（e、f）には電話での確認ができなかったものの、〈在宅療養指導管理料〉や訪問指導料との誤認や混同が推測された。これら（b、d、e、f）を合わせると、在宅療養指導料を誤って理解していた施設が 80（約 4 分の 1）に達した。

　在宅療養指導料を請求していないが、その算定要件に準じた指導を行っていた（c、g）施設は、合わせて 2 割近くあった。その対象には、薬物療法のみの患者（インスリン非使用糖尿病患者、腎臓病などの慢性疾患患者）も含まれていた。

表 2-1 「在宅療養指導料」の認知・請求状況

調査票の回答と確認方法	認知・請求状況	施設数(%)
請求していると回答（206票）		
・他の回答内容が請求要件と一致 ——	a. 在宅療養指導を実施、請求している	119（ 39.3）
・電話確認可（45票） ——	b. 在宅療養指導を実施、請求しているが、回答内容数に誤りがあるものあり	18（ 5.9）
	c. 請求していないが、「在宅療養指導料」算定要件に準じた指導を行っている	7（ 2.3）
	d. 請求しておらず、他の項目と誤認していることが確認された	20（ 6.6）
・電話確認不可（42票） ——	e. 誤認している他の診療報酬項目が推測され、請求しているかどうか不明	24（ 7.9）
	f. 他の診療報酬項目と誤認/混同の可能性*があり、請求しているかどうか不明	18（ 5.9）
請求していないと回答（97票） ——	g. 請求していないが、「在宅療養指導料」算定要件に準じた指導を行っている	45（ 14.9）
	h. 請求しておらず、「在宅療養指導料」算定要件に準じた指導もしていない	52（ 17.2）
計		**303（100.0）**

＊eと異なり、誤認/混同している他の診療報酬項目が推測困難

看管理. 7（9）：691, 1997.

　また、診療報酬の算定要件を満たすには、条件の厳しさおよび看護職側のさまざまな困難が指摘された。

　表 2-1 の中の（a）（b）の計 137 施設からは、

　・対応回数が算定回数を超えても請求できない（66％）

　・他の業務に人員がとられ、指導にあたる体制の維持が困難（65％）

　・対応時間が基準に満たない場合算定できない（64％）

　・対応時間が大幅に算定基準を超えても一律にしか請求できない（58％）

などが挙げられた（カッコ内の数字は、137 施設のうち、それを選択した施設の比率）。

小池順子, 数間恵子, 川村佐和子, 武田祐子, 酒井美絵子, ほか：老人の在宅ケアにおける看護技術研究・2 在宅療養支援における病院看護の役割に関する研究② 外来看護における「在宅療養指導料」活用に関する実態と課題. 看管理. 7（9）：690-698, 1997.

3 ｜ 調査を終えてわかったこと

　調査票の回答結果および電話による確認からわかった在宅療養指導料の認知状況と、対象施設からの問い合わせの内容を合わせると、在宅療養指導料は、十分に認知されていないと思われた。ある私立大学病院の医事課の方が「外来看護師長から在宅療養指導料について聞いて欲しいと頼まれた」と電話で問い合わせてきた際には、病院経営に最も敏感であろうはずの私立の大学病院の医事課が知らない、という現実に驚いた。在宅療養指導料が評価されて<u>4年半が経過していた</u>にもかかわらず、である。いや、まだ、4年半しか経っていなかった、というべきか。いずれにしても、看護の診療報酬について、関心の薄い時代であった。

　この調査は、調査票送付後に問い合わせがあったこと、回答に関して不明な点は、連絡が可能な施設には確認を行ったことを含め、在宅療養指導料を周知する一助にもなったと考えられる。

　後年、ある国立大学病院の外来看護師長から、「あの調査で在宅療養指導料という診療報酬があることを知りました。自分たちの病院でも、インスリンの自己注射を行う患者さんに看護師がこれまで以上にきちんとケアできる仕組みを新たに整えました」と、挨拶された。

２ 2回目の調査——外来での看護の必要性は認識されたが実現が困難

　在宅療養指導料の評価から10年を経たころ、再度、調査の機会が得られた。筆者は勤務先の大学を異動していたが、調査の遂行、特にデータ処理にあたっては異動先の大学院生たちの力を借りることができ、大変に助けられた。

1 ｜ 調査の目的と方法

　その調査は、平成13（2001）年に日本看護協会の看護政策立案のための基盤整備推進事業として行われたもので、外来における看護職者による

相談活動の実態、在宅療養指導料による相談・指導の実態、診療報酬算定外の対象への相談・指導の実態を明らかにし、それにもとづいて政策提言を行うというものだった。

調査対象は、全国の 200 床以上の特定機能病院と一般病院 2,237 施設で、看護部長あてに調査票を郵送した。回答から〈在宅療養指導管理料〉などとの混同や誤認の可能性が推測された票については、返信住所や病院の設置母体などの情報をもとに、回答元がたどれる限り追加の調査を行い、必要時、電話による確認を行った。

2 │ 調査の結果

1195 票が回収され（回収率 53.4％）、そのうち、精神科単科の施設等を除く 1083 票（48.4％）について分析した。結果の主だったところを紹介しよう。

● 外来で、看護職者が 30 分弱あるいはそれ以上の個別の相談・指導を提供していたのは 57.7％で、そのうち 3 分の 2（全体の 36.7％）で在宅療養指導料を算定していた。

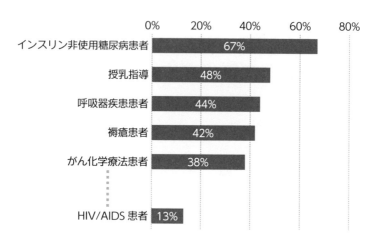

図 2-1 「在宅療養指導料」算定対象以外の患者に対する相談・指導対象（490施設中の比率）

平成 13 年度 日本看護協会 看護政策立案のための基盤整備推進事業研究報告書. 2002. をもとに作成

- 約半数の施設で在宅療養指導料算定対象以外の患者にも相談・指導が提供されていた。具体的な対象は、インスリン非使用の糖尿病患者、呼吸器疾患患者、がん化学療法患者、HIV/AIDS患者などであった（図2-1）。インスリン非使用の糖尿病患者に対応していた施設は7割近くに上った。

- 相談・指導をしている、していないにかかわらず、外来での相談・指導の必要性が高い一方で、時間が取れない、指導にあたる人材が確保できない、場所が確保できないなどの理由で、相談・指導が困難であることがジレンマとなっていた。

- 相談・指導の効果として、患者の状態改善や入院防止が挙げられた。

- 外来での相談・指導に対応できる知識・技術のある看護職者の養成に対する要望が高く、看護職能団体として取り組む必要がある。

- 在宅療養指導料の算定件数は、毎月10件以下が約半数で、40件までがほとんどを占めた。私立大学病院の2施設では200件超あった。

- 在宅療養指導料について、いまだ十分に浸透していない現状から、相談・指導のための知識には、専門知識のほかに、診療報酬の仕組みや記録の方式などを含めた外来看護提供システム構築に関する事柄も含めて、都道府県看護協会で教育に取り組む必要性がある。

- 在宅療養指導料あるいはそれ以外による相談・指導を含め、看護職者から「医師に指示を依頼」して患者への相談・指導が開始される施設では、在宅療養指導料の算定件数が多い傾向があり、看護職者には患者・家族が持つ相談・指導に対するニーズを判断できる能力が必要なことが裏付けられた。

数間恵子（主任研究者）：外来看護機能のあり方：外来における看護相談機能拡充・確立に向けたデータベース作成のための基礎的研究. 平成13年度 日本看護協会 看護政策立案のための基盤整備推進事業研究報告書. 2002.

　1回目の調査から5年が経過し、在宅療養指導料についての理解は進んでいたと推察されるが、在宅療養指導料を算定している施設の割合は、1回目の調査と比べ、ほとんど変わっていなかった。前回の調査では、大学病院と臨床研修指定病院に調査対象を絞ったが、今回は、一般病院まで調

査対象を広げたことによると考えられる。

3 ｜ 調査を終えて考えたこと

　10年を経過しても在宅療養指導料を知らないという反応、あるいは〈在宅療養指導管理料〉との混同あるいはそれとの誤認が少なからずあったことには驚いた。再調査を行って、その混同・誤認を確かめる必要があったことはもちろんだが、筆者のもとにかかってきたある電話がそれを物語っている。

　それは北陸地方の病院の外来で自己導尿を指導しているという看護師からであった。「自分は在宅療養指導料というものがあることを知らずに、この10年、誠心誠意、患者さんに指導してきました。どうして、誰も教えてくれなかったのでしょう」。筆者はその方が長年、患者に対して心を込めて指導されてきたことを労った。

　在宅療養指導料を知らず、長期にわたって診療報酬を算定せずに来たという事実は、重要なことを示している。看護にかかわる診療報酬に関しては、看護管理上の問題として、職能集団が積極的に周知を図るべきことと考えられるが、地域によってはそれが十分になされていなかった可能性がある。病棟での看護師配置にかかわる診療報酬については、収入に直結することとして関心が向けられることはあっても、外来での看護に関しては、10年を経てもこのような状況だった。

　「指導」に関しては、処置などの他の診療報酬項目と異なり、器材などを使用してその請求をするということがないため、診療報酬がなくても「指導」自体はできるといえばできる。そのことも診療報酬が算定できることが意識されにくい要因であろう。また、入院中に看護師が行うさまざまな「指導」は、器械・器具の使い方や療養行動を含め、行っているとしても、当時はすべて基本看護料（現在は、入院基本料および入院基本料等加算）に含まれ、別に算定することはない。そのため、患者の退院後に外来で行う在宅医療処置に関して、診療報酬が算定できることを知らなければ、「指導」はするが、診療報酬を算定しないということになる可能性があろう。

　在宅療養指導料の各施設の算定件数は、調査結果が示すように決して多

くはない。しかし、問題は、算定による収入の多寡ではなく、診療報酬を活用して患者に提供する看護をより一層充実させる、という意識が薄いことではなかろうか。

3 「在宅療養指導料」という名称が招いた誤解

在宅療養指導料が〈在宅療養指導管理料〉と混同されていたり、その名称ゆえに誤解されていることを痛感したことがある。

1 「在宅療養指導管理料」と「在宅療養指導料」の混同

筆者は在宅療養指導料が設けられた当初から、在宅療養指導料と〈在宅療養指導管理料〉について、それぞれ、社会医療診療行為別調査（p.212～228「資料」参照）の結果として公表された数字を追っていた。当時は紙媒体で公表されていたので、それを所蔵している機関に出向いて調べていたが、公表されたデータの項目名が違っていることに気づいた。〈在宅療養指導管理料〉では、その下位項目ごとにそれぞれ件数の記載があったが、在宅療養指導料に該当するところに、また〈在宅療養指導管理料〉と記載されており、件数は、調査経験から在宅療養指導料と推察できる数だった。誤記を厚生省保険局医療課に伝え、もちろん後日訂正された。

これまでの調査で経験した診療報酬項目名の誤認を含めて、いかに命名（ネーミング）が重要かがよくわかった。社会医療診療行為別調査データの公表では、単なる誤植と校正ミスが重なったのかもしれない。しかし、校正の段階でその誤りに気づかなかったのは、〈在宅療養指導管理料〉と在宅療養指導料の名称が似ていることも一因だったのではないだろうか。

2 「在宅」という表現からの誤解

筆者は、外来での看護に関する講義・講演をいくつかの教育機関や団体で行ってきたが、参加者からの質問や反応から、「在宅」という表現が使われていることが原因と考えられる誤解が明らかになる。

〈在宅療養指導管理料〉は、診療報酬の中では在宅医療に位置づけられている（第5章参照）ため、訪問診療・看護を要する患者に対する診療報酬、と解釈する人が多かった。しかし、〈在宅療養指導管理料〉の対象には、訪問診療・看護を受けて居宅で療養する人々だけでなく、職業生活や家庭生活を営みつつ、外来に継続して通院し、医療処置を自己管理している人々が含まれる。例えば、インスリン製剤や血友病の血液凝固製剤の自己注射をしている人である。これらの人々は在宅療養指導料の対象である。その在宅療養指導料は、診療報酬の中では、在宅医療ではなく、医学管理等に位置づけられていることも、わかりにくい理由の一つであろう。

図2-2に、診療報酬上の在宅医療と外来での看護の関係を示した。外来患者の中で、水色の部分が在宅療養指導料の対象である。［在宅療養指導管理料算定患者］の全体および［器具装着患者］の中の一部（要訪問患者）が、診療報酬上の在宅医療の対象である。したがって、診療報酬上の在宅医療の対象には、外来通院と訪問を要する患者の両方が含まれる。

英語には、その混乱を避けるうまい表現がある。図2-2の下に示すように、患者はin-patientとout-patientに大別され、in-patientは入院患者、out-patientには訪問診療・看護を要する患者と外来患者とが含まれる。〈在

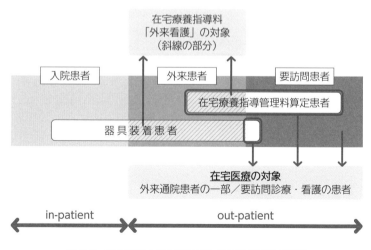

図2-2 診療報酬上の在宅医療と外来での看護の関係

宅療養指導管理料〉は、この out-patient に適用される医療ということになる。患者の区分を考える際の大変便利な分け方であり、筆者はいろいろなところで紹介している。そして、在宅療養指導料の対象は、この out-patient の一部にあたると説明している。out-patient を「外来患者」と訳すのは間違いで、診療報酬で目にする表現「入院中の患者以外の患者」ということになろう。

第2部

外来看護の充実を目指した研究

第 **3** 章

外来での看護に関する
新たな研究と
診療報酬評価

ここまでで、在宅療養指導料とそれを活用した外来での患者相談・指導に関して、筆者らの実践と、およそ5年ごとに2回にわたって行った全国規模の調査の結果を紹介してきた。その中で明らかになったことは、在宅療養指導料の算定対象以外の患者にも、看護師が外来で個別指導・相談という形態で看護を提供していること、そして効果も見られていることだった。

　わが国の疾病構造の変化を受けて、看護師による外来での個別相談や指導は、長期にわたる療養行動を支援して疾患の悪化を防ぎ、患者のQOLの維持や国民医療費を抑制する上で非常に重要と考えられた。

　在宅療養指導料算定対象の患者については、診療報酬を活かして、各施設において看護師が外来で個別の相談・指導を提供する仕組みをつくり、その目標に向かうことができる。一方、その算定対象以外の慢性疾患患者については、相談・指導の原資となる診療報酬による収入がなく、各施設の考えによる提供に負うところが大きいのが現状であった。医療費の抑制ということでいえば、診療報酬算定対象外の人々に対する看護師の個別相談・指導について注目する必要があるだろう。

　この章では、実際に提供されていた診療報酬算定対象外の患者への看護から2つを取り上げ、筆者らが行った研究から、看護師による外来での療養指導がどのように行われていたのか、それらが診療報酬評価につながったのかどうか、その後はどうなったかなどを紹介しよう。

1　インスリンを使っていない糖尿病患者への看護に関する研究

1 | 在宅療養指導料の算定対象外の患者への看護提供が多かった

　第2章第2節で紹介した平成13年度の調査によると、在宅療養指導料の算定対象以外では、インスリンを使っていない糖尿病患者に対する相談・指導を行う施設が最も多かった（p.42）。第1章第5節でも、外来看護師がインスリンを使っていない患者を含め、糖尿病の患者に対し行った個別

の相談・指導の仕組みとその成果について紹介した（p.31 〜 34）。しかし、その活動は一施設に止まり、どこにでも適用できるとは言い難かった。

　糖尿病は、血糖コントロールを良好に維持することによって、大血管症、腎症、失明といった重篤な合併症の進展を防ぎつつ、患者の QOL を維持することが必要とされる。さらに、合併症の進展防止は、医療費の抑制という点からも重要である。しかし、糖尿病は自覚症状に乏しいため、患者の療養行動がおろそかになりがちであり、その点でも看護師の支援が重要である。

　そこで、在宅療養指導料の算定要件に準じた、看護師による外来での個別の相談・指導の対象のモデルとして、インスリンを使っていない糖尿病患者を取り上げ、全国ではその患者を対象にどのような看護が行われて、効果・効率はどうなのかについて研究を進めることになった。

　以下に紹介する一連の研究は、平成 13 年度の調査を受けて、厚生労働科学研究費補助金を得て、さらに引き続いて日本看護協会の事業として行われたものである。どの研究も、筆者の研究室の大学院生が大いに活躍してくれた。

　　岡谷恵子（主任研究者）：外来機能および看護職の役割とその効率性評価に関する研究. 平成 14 年度厚生労働科学研究費補助金（政策科学推進研究事業）総括・分担研究報告書. 2003.
　　岡谷恵子（主任研究者）：外来機能および看護職の役割とその効率性評価に関する研究. 平成 15 年度厚生労働科学研究費補助金（政策科学推進研究事業）総括・分担研究報告書. 2004.
　　数間恵子（主任研究者）：外来看護における相談・指導の効果と経済性評価に関する介入研究―インスリン非使用糖尿病患者をモデルとして―. 平成 16 年度日本看護協会事業研究報告書. 2005.

2 ｜ 大病院に通院する患者は診療報酬の対象になっていなかった

　平成 14（2002）年に新設された診療報酬に生活習慣病管理料（当時の名称は「生活習慣病指導管理料」）がある。この診療報酬の趣旨は、大病院の外来に生活習慣病の患者が集中するのを防ぎ、地域の病院・診療所に誘導することであった。算定対象は高脂血症（その後、脂質異常症に変更）、高血圧、糖尿病を主病とする場合で、その趣旨から、算定できるのは 200 床未満の病院と診療所となっている。医師以外に、看護師、栄養士なども患者と一緒に治療計画の作成に携わることができる。

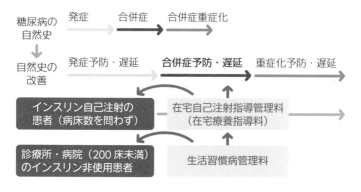

図 3-1　糖尿病の自然史改善に向けた診療報酬

　当時、看護師が外来で糖尿病患者にかかわって算定できる診療報酬には、他に在宅療養指導料とその対象となる在宅自己注射指導管理料があった。糖尿病患者に対する医療の目標に対応させてこれらの診療報酬項目を示したのが、図 3-1 である。

　在宅自己注射指導管理料は、医療提供施設の規模にかかわらず、インスリン使用患者に適用される*。生活習慣病管理料は、診療所と 200 床未満の病院に通院する中等度の糖尿病患者（インスリン非使用）が適応である。そうすると、200 床以上の病院に通院するインスリンを使っていない糖尿病患者は、診療報酬上、どちらにも該当しないことになる。

　しかし、糖尿病の自然史から見ると、合併症の予防と進展を遅らせることを目標とした療養行動の支援は、すべての糖尿病患者に提供する必要があることは明白である。

3 ｜ インスリンを使っていない糖尿病患者への個別相談・指導の実態

　まず、外来で糖尿病患者に対する先駆的な取り組み（個別相談・指導）を行っている 8 施設の看護職者（この研究では、准看護師、保健師が含まれるため、以下、看護職者という）14 名に、個別相談・指導の体制、その看護職者の活動状況および患者への効果について半構造化面接を行っ

---

* 　現在では、糖尿病に対する自己注射薬としてインスリン製剤のほか、GLP-1 製剤が認められている。

た。面接内容は許可を得て録音し、内容を 1. 糖尿病診療体制、2. 糖尿病外来看護提供システム、3. 患者に提供された具体的なケア、4. ケアを実施したことによる影響（患者、看護職者自身、他の医療従事者・病院に対して）に整理した。

　それらをまとめると、外来における看護職者の個別相談・指導は、インスリン非使用患者を含む糖尿病患者に対して、さまざまな診療体制・看護提供システムの下で行われ、多岐にわたる内容のケアが提供されていること、個別相談・指導の実施が患者や看護職者自身、周囲の医療従事者や病院などに好ましい影響を与えていることが明らかになった。

　これらの結果と先行研究をもとに、全国での状況を知るために、以下の2点について調査を行った。

1. インスリン非使用糖尿病患者に対して外来で看護職者が行っている個別相談・指導の実態はどのようなものか
2. その活動による成果や変化を看護職者がどのように認識しているのか、その認識にはどのような要因がかかわっているのか

　調査対象は、平成 13 年度調査（全国の 200 床以上の病院が対象）の回答から、インスリン非使用糖尿病患者に対して、在宅療養指導料算定要件と同様の時間をかけて個別相談・指導を提供していることが明らかで、施設名の記載があった 179 施設とした。それらの施設とその中でさらに協力が得られた看護職者を対象に、郵送調査を行った。

　回収率は対象施設の 81.2％、有効回答率 62.0％であった。看護職者の認識については、個別相談・指導の実績に条件（1 ヵ月に 30 分以上）を設け、95 施設 281 名の回答を分析した。活動による成果や変化の認識については、再テストによる信頼性を確認して整理し、関連する要因を調べた。その結果、以下のようなことが挙げられた。

● 外来での個別相談・指導に従事する看護職者は、臨床経験 10 年以上がほとんどで、熟練を要する行為であることがうかがわれた。
● 外来での個別相談・指導を行っている施設の多職種チームの 7 割以上に看護職者が加わっており、診療チームの一端を担う重要な存在となって

いた。これらの看護職者は診療の補助業務の合間での対応がほとんどで、専門部署の看護職者による体制はまだ整っていなかった。

● 相談・指導にあたっては、専用ではないものの個室の利用が多く、患者のプライバシーが配慮されていた。改善を要する点として、糖尿病診療科以外の糖尿病患者への対応が挙げられた。

● 個別相談・指導による成果や変化にかかわる要因として看護職者が認識していたのは、相談・指導のための時間が確保されることであった。

● 看護職者が患者それぞれに合った自己管理行動の具体化を支援することは、患者からの積極的なアプローチが増えること、患者が自分自身に対しての関心を向上させ、療養上の不安を軽減させ、治療への取り組みが増加することの要因となっていた。また、看護職者自身に対しても好影響を与えていた。

この研究は内容を分けて関連の学会誌に公表した。

柴山大賀, 小林康司, 数間恵子：わが国の病院外来におけるインスリン非使用糖尿病患者に対する看護個別相談・指導体制の実態. 日看管会誌. 7（2）：19-30, 2004.
柴山大賀, 小林康司, 数間恵子：インスリン非使用糖尿病患者に対する外来での看護個別相談・指導の成果についての看護職者の認識に関連する要因. 日糖尿教看会誌. 8（2）：98-107, 2004.

4 │ 個別相談・指導の効果・効率

以上の調査の結果にもとづき、研究を次のステップに進めた。インスリンを使っていない2型糖尿病患者に対して看護師が外来で個別相談・指導を行う体制について、効果・効率を調べるもので、診療報酬の評価につなげることが目標であった。

前年度の調査結果から、効果的と考えられた外来看護支援体制を実際に病院に導入し、ランダム化比較試験（以下、RCT）により、効果・効率を検証すると同時に、並行して糖尿病患者に対する「外来看護相談プロトコール（以下、プロトコール）」を作成した。研究実施にあたっては、東京大学医学部附属病院の糖尿病・代謝内科および看護部の全面的な協力を得た。また、プロトコールの作成では、他施設の糖尿病看護認定看護師の協力を得た。

RCTでは、患者134名を2群に振り分け、一方を指導・相談業務を担当する看護師が患者の外来受診の都度、定期的に個別相談・指導を行う体制（A：支援強化群）、もう一方を外来看護師が診療の補助業務のかたわらで患者の希望に応じて個別相談を行う体制（B：通常支援群）とした。A群の支援強化には、専従の糖尿病看護認定看護師を研究費などで採用し、患者の主体性を尊重しつつ、認知や関心に働きかける「プロトコール」にもとづいて、原則毎回30分以上の面談を行った。

以下に結果を紹介する。

❶個別相談・指導の有無で効果に差が出なかった

1年間の働きかけの結果、主要評価項目の血糖コントロールは、A：支援強化群とB：通常支援群の両群間で統計的有意差は認められなかった。

副次的評価項目の健康関連QOL（SF-36）も統計的に有意な差はなかった。

サブ解析では、以下のことがわかった。

- 内服薬の増量はA群ではB群に比べて低く抑えられる傾向が認められたものの、統計的には有意ではなかった。支援期間がもっと長ければ、有意になったかもしれない。
- 療養行動と態度について対象者自身が自己評価したところでは、A群はB群に比べ、好ましい方向へと改善しており、統計的にも有意であった。このことは専従の認定看護師がA：支援強化群について行った評価で、療養行動維持あるいは改善した患者のほうが格段に多いことと一致していた。また、高学歴の患者のほうが支援に対する反応がよく、この研究のような個別相談は、大学卒以上の患者には効果がある可能性が考えられた。
- 食事行動変化例では血糖コントロールが改善していた。
- 個別看護相談に対する満足度は極めて高く、自由記載では支援の継続希望が多く見られた。

両群間で血糖コントロールや健康関連QOLの変化に差が見られなかった一因として、ベースライン時点からどちらの指標も良好であったことが

考えられる。このことは、今回の対象が東京都内の大学病院ということも影響している可能性がある。そして、対象者に対する認知・行動面への働きかけの効果が表れるには、研究期間が短すぎた可能性があり、異なる対象での検討が必要と考えられた。

今後、異なる集団を対象に、対象者の認知や関心に働きかけるだけでなく、運動や食事についての行動体験が得られるような働きかけも検討する必要があると考えられた。

A群の支援強化に対する満足度が高かったことから、その支援が患者にとって糖尿病とともに歩む生活や気持ちの支えになっていたことが推察された。

Shibayama T, Kobayashi K, Takano A, Kadowaki T, Kazuma K：Effectiveness of lifestyle counseling by certified expert nurse of Japan for non-insulin-treated diabetic outpatients：A 1-year randomized controlled trial. Diabetes Res Clin Pract. 76（2）：265-268, 2007.

❷医療費のほとんどは人件費

RCTで両群間の効果についての主要評価項目に差がなかったため、当初予定していた費用対効果（効率）については分析に至らなかった。そこで、糖尿病の療養・管理に要する費用を両群で比較し、そのうち、看護支援に関連した直接医療費を表3-1に示した。

● A群では患者一人あたり平均10.5回の面談が行われ、面談と記録に要した時間や用いた資料の費用などを含めた患者一人あたりの費用は22,931円となり、そのほとんどが専従の看護師の人件費（21,677円）で

表3-1　インスリン非使用患者に対する外来個別相談の医療費

試験完遂例のみでの医療費の分析	A：支援強化群	B：通常支援群
	n＝60	n＝58
面談回数（平均）	10.5回	1回（1名）
面談時間（平均）	274分	——
記録時間（平均）	212分	——
費用（一人あたり直接医療費）	22,931円	6,018円

小林康司，ほか：日本看護科学学会学術集会講演集（26th-suppl）：144，2006.

あった。B群では、1名だけが個別相談・指導を希望し、6,018円（群の人数でみると、一人あたり104円）であった（専従の糖尿病認定看護師と病院の看護師の人件費は、どちらも賃金構造基本統計調査を参考に、2,675円／時間として算出した）。

◉A群の毎回の面談と記録に要する平均時間を調べたところ、面談時間は回数を重ねるにつれて徐々に短くなっていたが、記録に要する時間はほとんど変わらずに推移していた。また、どういう患者で看護支援に関連した直接医療費が高くなるかを調べたところ、HbA1cが高い、無職、健康関連QOLの「心の健康」得点が低い患者であった。

　毎回の面談時間が徐々に短くなるのは、面談を重ねるにつれて患者の抱える問題・課題が解決・軽減されていくためであり、療養相談・指導においてよく経験されることであろう。直接医療費の高い患者の特徴を見ると、それぞれ、面談に時間を要することが推測され、それが反映されたと考えられる。

小林康司, 柴山大賀, 数間恵子：インスリンを使用していない2型糖尿病患者への看護師による外来療養相談の経済的影響, 日本看護科学学会学術集会講演集（26th-suppl）：144, 2006.

❸糖尿病患者に対する「外来看護相談プロトコール」の有用性は高い

　調査に使用した「プロトコール」に関しては、事前に原案を作成し、研究専従の看護師がA群に対する支援強化の実施経験を踏まえて必要な修正を行った。さらに、異なる医療提供施設に所属する糖尿病看護認定看護師3名が実践での適用可能性を検討し、微修正を行って確定版とした。

　この「プロトコール」の適用により、個別相談・指導の開始当初に療養行動に少しでも不適切・不十分なところがあった患者64名のうち56名に、療養行動や関心に変化が認められた。したがって、この「プロトコール」の有用性は高いと考えられた。

5 ｜ 今後は一般的な病院での長期にわたる検証が必要

　本研究は、東京都内の1大学病院という特殊な医療提供施設で行われた。そのため、さまざまに異なる他の医療提供施設に結果を適用するには限界

がある。また、医師の一般診療に加えて、患者の認知や関心に働きかけるという間接的な行動への働きかけが効果を表すには、1年間という期間は短すぎた可能性がある。今後、一般的な病院の患者集団を対象に、より長期的な働きかけの効果を検証する必要があろう。

　この研究の報告書は、「プロトコール」を含めて全体が日本看護協会の看護政策研究としてホームページに掲載されている。

https://www.nurse.or.jp/nursing/practice/seisaku/pdf/2004/16kangokenkyu.pdf

　「プロトコール」は、広く実践の場でインスリン非使用の2型糖尿病患者の方々への外来での個別相談・指導で参考にしていただければ、幸いである。

COLUMN

②研究目的に最も適した測定尺度

　糖尿病患者では毎日の食事が疾患管理の基礎となるため、食事療法を長期にわたって継続するには、食事に関連したQOLを維持することが求められる。

　本研究に先立ち、筆者の研究室では、糖尿病の食事に関心のある大学院生が「糖尿病用食事関連QOL尺度」を開発し、本研究のQOLの測定に用いることができるように頑張っていた。

　QOLの測定に用いられる尺度は包括的尺度（本研究で用いたSF-36はそれにあたる）と、対象の状況に対応した特異的尺度に大別され、「糖尿病用食事関連QOL尺度」は特異的尺度にあたる。どちらも計量心理学的に信頼性、妥当性が確認され、論文として公表されているものが研究に用いられる。

　本RCTの研究計画の倫理審査終了、対象患者のリクルート開始までに「糖尿病用食事関連QOL尺度」の論文が受理されるかどうかは懸念があった。研究計画としてはそのリスクは当然避けなければならない。研究専従の看護師を採用して行うという非常に恵まれた研究であり、おそらく同様のことを行うのは今後も難しいであろうことから、既存のQOL尺度を用いることになったが、支援強化の成果をこの特異的尺度でぜひ調べてみたかった、というのが正直なところである。

　この「糖尿病用食事関連QOL尺度」は、その後、学会誌に受理、掲載された。

Sato E, Suzukamo Y, Miyashita M, Kazuma K：Development of a Diabetes Diet-Related Quality-of-Life Scale. Diabetes Care. 27（6）：1271-1275, 2004.

　この尺度は患者指導の評価尺度として一部の実践の場で使われ、その結果もいくつか学会で発表されている。

6 │ 調査・研究のその後

❶知見の公正な判断にはネガティブデータも必要だった

　個別相談・指導の効果に関する RCT の結果は、残念ながら診療報酬評価獲得という当初の目標に活用できるものとはならなかったが、その後、論文を投稿し、採択・公表された。そして、その論文はコックラン共同計画*によるシステマティックレビューで「2 型糖尿病患者の個別指導」について行われた RCT のメタ解析の 1 件として採択された。その結論は、個別療養相談の血糖コントロールへの効果は証明されなかった、しかし、対象の HbA1c が 8.5（国際標準値）以上なら、効果があるかもしれない、というものであった。このことは、第 1 章第 5 節で紹介したカルテの調査結果と共通している（p.31 ～ 33）。今後、倫理的な配慮のもと、さらなる研究が必要であろう。

　このコックラン共同計画に採択されたことにより、RCT の結果がたとえ、ネガティブデータであっても公表する意義があること、特に、パブリケーションバイアス（ネガティブデータが公表されないことにより、その領域の知見が公正に判断されないこと）を避けるという視点から重要であることを理解した。

　なお、最近では、このパブリケーションバイアスを避けるために、RCT の研究は事前に登録**しておかないと、公表できないようになっている。

❷わが国の糖尿病療養指導にかかわる人材育成の動き

　この研究が行われた時期を、わが国の糖尿病療養指導にかかわる人材育成の動きと重ね合わせてみてみよう。研究の前年の平成 13（2001）年 3 月に、日本糖尿病療養指導士認定機構による日本糖尿病療養指導士の第 1 回認定試験が、看護職者、栄養士、薬剤師、理学療法士、臨床検査技師の

＊　EBP（evidence based practice）の参照資料として最も重要なものである。
　　ヘルスケアの介入の有効性に関するシステマティックレビューを「つくり」、「手入れし」、「アクセス性を高める」ことによって、人々がヘルスケアの情報を知り判断することに役立つことを目指す国際プロジェクト。
　　http://cochrane.umin.ac.jp/publication/cc_leaflet.htm
＊＊　日本において、治験・臨床研究に係る情報を登録し公開を行う機関として、国立大学附属病院長会議（UMIN臨床試験登録システム）、財団法人日本医薬情報センター（JapicCTI）、社団法人日本医師会（臨床試験登録システム）がある。
　　http://www.mhlw.go.jp/topics/2008/10/tp1017-1.html

5職種を対象として行われた。それに少し遅れて、平成14（2002）年8月に日本看護協会による糖尿病看護認定看護師の認定が始まった。同じく日本看護協会による慢性疾患看護専門看護師の認定も、平成16（2004）年に始まった。いずれも、現在に至るまで、新規の認定と5年ごとの更新認定が行われている。

このように、筆者らの研究はわが国の糖尿病療養指導にかかわる資格の発展と時期を同じくしたものであった。資格保持者の活躍が期待できるようになってきていたことを考えると、本研究が診療報酬評価獲得に資する結果に至らなかったことは、やはり残念なことであった。

2 HIV/AIDS患者への看護に関する研究

1 | 研究の背景

同じく、第2章第2節の平成13年度調査において、診療報酬算定とは別に看護師が外来でHIV/AIDS患者に対し、個別の相談・指導を行っていたことがわかった（p.42〜43）。

1980年代にアフリカから全世界に広がったHIV感染は、AIDSを発症する致死的な感染症として恐れられたが、抗ウイルス薬の多剤併用療法（Highly Active Anti-Retroviral Therapy、以下HAART）が開発されてからは、慢性疾患へと変貌した。しかし、当時の多剤併用療法は、剤型による飲みにくさや副作用があり、患者の医療費負担も大きいといった問題により服薬継続が難しい一方で、服薬中断によるウイルス変異、薬剤耐性獲得を予防することが重要であった。そのためには、服薬アドヒアランス（患者が積極的に治療方針の決定に参加し、その決定に従って治療を受けること）をいかに高め、維持するかが課題であった。特に、わが国は、先進国の中で唯一、新規感染者が増加しており、患者の服薬アドヒアランスを高めるとともに、感染者の性交渉による感染拡大を防止することが最大の課題であった。このような疾患の特徴に加え、わが国では、血液凝固製剤の使用により血友病の患者がHIVに感染した、という国策にかかわる問題

が絡んでいた。そのことを背景として、平成9（1997）年に国立国際医療センターにエイズ治療・研究開発センター（以下、ACC）が開設され、同時にコーディネーターナースが置かれ、HIV/AIDS 患者に対応することになった。

　この ACC の専任コーディネーターナース（以下、コーディネーターナース）の一人から筆者のところに共同研究の申し入れがあり、研究を進めることになった。

2 │ 外来でのコーディネーターナースの看護の実際

　ACC のコーディネーターナースは、患者の服薬アドヒアランスを高めることを目標に、一人ひとりの患者に対し、初診、再診、抗ウイルス薬導入から継続という療養過程に沿って、標準化された「外来療養支援プロセス」にもとづいて、大変な時間をかけて相談・指導を行っていたが、その実際についてはデータがなかった。

　そこで、まず、コーディネーターナースが患者にどのくらい時間をかけて対応しているか、時間が長くなるのはどういう患者か、そして、患者にどのような対応を行っているかについての詳細を明らかにすることにした。

　2007（平成 19）年 7 月から 11 月の 5 ヵ月間に ACC のコーディネーターナースが外来で対応した全患者 220 名、延べ 356 件の相談記録について、4 つの療養時期（① HAART 導入前、② HAART 導入時、③導入後 6 ヵ月未満、④導入後 6 ヵ月以降）に分けて、それぞれの所要時間が調べられた。また、対応時間にかかわる要因についてもデータが収集された。これらのデータの収集は ACC の側で行い、個人が特定できない形でまとめたもの（データセット）を筆者の研究室の担当者が解析した。

　相談・指導時間は図 3-2 に示したとおりで、② HAART 導入時が最も長く、61.8±33.7 分で、他の時期に比べて有意に長かった。各療養時期の対応時間は、① HAART 導入前では、相談目的が診察前オリエンテーションである場合、②HAART 導入時では、相談の目的が患者教育である場合、そして、患者が日本語での会話が不可能な場合、③導入後 6 ヵ月未満では、相談目的が連携・調整である場合、④導入後 6 ヵ月以降では、他施設から

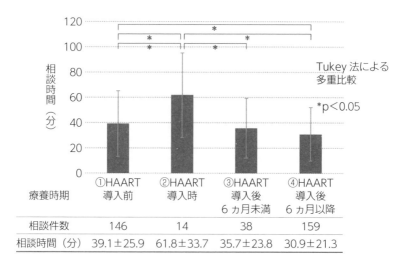

図 3-2　HAART 療養時期別に見た相談・指導時間（平均）

加藤尚子, ほか：日看管会誌. 8（1）：23-33, 2004.

	①HAART 導入前	②HAART 導入時	③HAART 導入後 6 カ月未満	④HAART 導入後 6 カ月以降
相談件数	146	14	38	159
相談時間（分）	39.1±25.9	61.8±33.7	35.7±23.8	30.9±21.3

の患者の診察オリエンテーションがある場合、にそれぞれ長くなっていた。

　次いで、4つの療養時期別に、ACC のコーディネーターナースがどのような活動内容をどのような行為によって提供しているかを調べた。

　コーディネーターナースの所属部門長の了解を得て、同意が得られた患者 14 名の相談場面をコーディネーターナースを被写体としてビデオ収録し、1分ごとのタイムサンプリング法とチェックリスト法を用いて観察した。活動内容は 4 領域（患者教育、服薬支援、サポート形成支援＊、コミュニケーション促進）の計 19 細目、行為については（1）患者に対する行為の7 項目と、（2）その患者にかかわる医療者に対する行為 4 項目とし、**表 3-2**の構造をもとに 1 分ごとに該当箇所をチェックして計数した。観察はコーディネーターナース 2 名と調査担当者で行った。測定に先立って 5 例の相談場面を用い、別々に観察・判定した結果の一致率は平均86.3％だった。

＊　サポート形成支援とは、HIV/AIDS 患者が治療を継続できるようにサポートする環境づくりを支援することで、〔1〕キーパーソンの確保、〔2〕家族・キーパーソン、職場への告白支援、〔3〕告白相手への教育・相談対応、〔4〕サポートグループの紹介、〔5〕社会資源の紹介を含む。
　石原美和, 渡辺恵, 池田和子, 大金美和：エイズクオリティケアガイド. 日本看護協会出版会, 2001.

表3-2 活動内容と行為の構造

		CN* の行為										
		(1) 患者に対する行為							(2)医療者に対する行為			
		話すのを聞く	尋ねる・確認する	観察・測定する	情緒的に支援する	説明する	提案する	促す	a) 院内医療者との連携・調整	b) 院内担当者との連携・調整	c) 院外医療者との連携・調整	d) 院外担当者との連携・調整
活動内容	(1) 患者教育	HIV感染症の概要										
		HAARTの概要										
		日和見感染症の予防・治療										
		検査データの見方										
		二次感染予防										
		セルフケアと対処法										
		緊急時連絡先										
		病気・治療・将来の認知確認										
	(2)〜(6)	オリエンテーション										
		アセスメント										

* コーディネーターナース

加藤尚子, ほか：日看管会誌. 8（1）：34-42. 2004.

　それぞれの療養時期で最も時間がかけられた活動は、①HAART導入前では患者教育、②HAART導入時と③導入後6ヵ月未満ではいずれも服薬支援、④導入後6ヵ月以降ではサポート形成支援であった。コーディネーターナースはどの時期においても「説明する」に最も多くの時間を割き、次いで「患者が話すのを聞く」ことに費やしていた。このようなデータにより、コーディネーターナースはHAARTの各療養時期に必要な事柄について、患者の話を聞きながら、理解を深めるための説明に重点を置いて活動していることが実証された。

　以上2つの研究により、コーディネーターナースによる患者相談・指導の実際を詳細に示すことができた。HIV/AIDS患者が抗ウイルス薬療法を取り入れていく過程に沿って、服薬アドヒアランスを高めるための支援に、

いかに多くの時間をかけているか、そして、どのようなことをどのように
して行っているかが明確にされた。

　先に述べたように、「外来療養支援プロセス」は ACC によってすでに
示されており、コーディネーターナースは、それにもとづいて個々の患者
に対応していた。しかし、相談・指導の内容がどういう行為によって提供
されているかについては検討されていなかった。今回の 2 つ目の研究は、
相談・指導の過程を活動内容と看護師の行為という構造で捉えて示したも
のである。相談・指導の技術を、いわゆる「見える化」し、他者に伝える
ことができるようにしたものとして、意義があると考えられるだろう。

　この 2 つの研究には研究室の学部生が調査の担当者として参加し、教員
や大学院生の指導のもと、膨大な時間をコーディネーターナースと一緒に
データに向き合い、詳細に分析し、卒業研究としてまとめてくれた。関連
学会の学術集会で発表後、教員と大学院生の助けも借りて論文を作成して
学会誌に投稿し、掲載された。

　　加藤尚子, 柴山大賀, 渡辺恵, 福山由美, 池田和子, ほか：HIV/AIDS 専任コーディネーターナー
　　　スの外来相談活動に関する研究　その 1―相談所要時間とその関連要因―. 日看管会誌. 8 (1)：
　　　23-33, 2004.
　　加藤尚子, 柴山大賀, 渡辺恵, 福山由美, 池田和子, ほか：HIV/AIDS 専任コーディネーターナー
　　　スの外来相談活動に関する研究　その 2―どのような活動内容をどのような行為で提供してい
　　　るか―. 日看管会誌. 8 (1)：34-42, 2004.

　HIV/AIDS 患者に対する外来での相談・指導に関しては、先に述べた
ように、ACC では国策として、コーディネーターナースという療養支援
を専門とする看護師が得られていたが、全国の他施設ではそういう役割を
とる看護師は配置されていなかった。患者の服薬アドヒアランス向上と、
他者への感染防止を含めた相談・指導には、国策として配置されたとはい
え、コーディネーターナースに必要とされる技術と時間は多く、また、
ACC で行っているような相談・指導を他の施設でも提供するには、診療
報酬上の評価がぜひとも必要と考えられた。そして、HIV/AIDS 患者を
長期にわたって外来で支援していく上では、医師、看護師はもちろん、薬
剤師や福祉関連の職種による支援も欠かせない。

ACC のコーディネーターナースは、HIV/AIDS 患者への療養指導に対する診療報酬上での評価を求めて厚生労働省に働きかけを行った。その際、先に述べてきた研究結果も示された。

3 | ウイルス疾患指導料2 加算の評価と外来の看護師配置に関する研究

平成 18（2006）年の診療報酬改定において、ウイルス疾患指導料 2 加算が新設されることになった。これは、ウイルス疾患指導料 2 に該当する疾患（HIV 感染者）に対する診療報酬（330 点）に加え、次の施設基準（5 項目）を満たす場合に、別に 220 点が加算できることになったものである。

・HIV/AIDS 患者の医療に従事した経験が 5 年以上の専任医師が 1 名以上
・HIV/AIDS 患者の看護に従事した経験が 2 年以上の専従看護師が 1 名以上
・HIV/AIDS 患者への服薬指導を行う専任薬剤師が 1 名以上
・社会福祉士または精神保健福祉士が院内に配置されている
・プライバシーの保護に配慮した診察室・相談室が準備されている

なお、この施設基準でいう専従とは、その診療報酬の算定対象患者の看護にのみ従事する形態であり、専任は、他の業務に携わることは差し支えないが、その診療報酬の算定対象患者が来院した場合はその患者の対応にあたるものである。

この加算は通称「チーム医療加算」と呼ばれ、慢性疾患となった HIV 感染症の患者の長期にわたる療養を包括的に支援する体制づくりを後押しするものとなった。この施設基準では、看護師のみが「専従」となっており、看護師に対する期待が大きいことがうかがわれる。

なお、同じく平成 18 年に「後天性免疫不全症候群に関する特定感染症予防指針（エイズ予防指針）」が出された（平成 18 年厚生労働省告示第 89 号）。

そしてまた同じ年に、ACC のコーディネーターナースが HIV/AIDS 患者に対する外来療養指導の効果に関して研究を行うことになった。

島田恵（主任研究者）：HIV/AIDS 患者に対する外来療養指導の効果に関する研究. 平成 18 年度日本看護協会委託研究　報告書. 平成 19 年 3 月.

　この研究の中では、HIV/AIDS 患者への療養支援に関する 3 つの調査が行われた。そのうちの 2 つの調査は、筆者のもともとの関心領域である外来での看護師配置にかかわるもので、筆者と研究室のメンバーが研究分担者として加わった。

　以下、その調査について紹介する。

❶調査1　診療報酬加算新条件の整備と外来療養指導に関する実態

　調査の目的は、ウイルス疾患指導料 2 加算の施設基準がエイズ診療拠点病院にどの程度整備されているか、今後どのぐらいの施設が整備する予定か、および外来療養指導がどの程度実施されているかの実態を明らかにすることであった。

　エイズ診療拠点病院 369 施設の看護部あてに質問紙による郵送調査を行い、176 施設（47.7%）から回答があった。そのうち、「ウイルス疾患指導料 2 加算」を算定していたのは 20 施設で、算定が進んでいない現状が明らかになった。その理由の多くが、看護師が専従配置されていない、というものであった。算定を行っている施設は、外来 HIV/AIDS 患者数が多いことと関連していたが、一部施設への患者の集中が緩和されれば、加算を算定する施設が増加する可能性も示唆された。

徐廷美, 西垣昌和, 池田和子, 畑中祐子, 数間恵子, ほか：エイズ拠点病院における HIV/AIDS 外来療養指導体制の現状—診療報酬加算をめぐって—. 日看管会誌. 11（2）：67-74, 2008.

　また、外来での HIV/AIDS 患者に対する療養指導の実施状況を、看護師の配置の違いによって検討したところ、専従または専任として看護師を固定しているほうが実施率が高いことがわかった。さらに専従あるいは専任とで療養指導 16 項目の実施状況を比較したところ、専従のほうが HIV/AIDS 看護に特異的な 4 項目の実施率が高かったことから、指導の質という点で、専従と専任の間に差がある可能性がある。また、ACC による研修を受講している看護師では、療養指導項目の実施状況が高く、その研修

を受講することが看護の質の充実には必要と考えられた。

徐廷美, 西垣昌和, 池田和子, 杉野祐子, 数間恵子, ほか：エイズ拠点病院 HIV/AIDS 外来における看護師配置と療養指導実施状況. 日看管会誌. 14（2）：22-29, 2010.

　この調査についても、学部生が精力的に参加してくれた。そして、学会発表はもちろん、教員や大学院生の指導のもと、論文にまとめ学会誌に投稿し、掲載に至った。

❷調査2　外来療養指導体制が患者アウトカムに与える影響の検討

　この調査では、外来の看護師配置による療養指導が患者のアウトカムに及ぼす影響を調べた。この場合のアウトカムは、抗ウイルス薬の服薬アドヒアランスを高く維持することによって血中の HIV ウイルス量を減少させ、その状態を維持することである。

　エイズ診療拠点病院 369 施設のうち、上記の調査 1 に回答し、かつ、この調査への協力を文書で承諾した施設への郵送調査とした。各施設において、2002（平成 14）年 1 月〜 2004（平成 16）年 12 月の間に HAART を開始し、平成 18 年 6 月時点で生存していた全患者について、HAART 開始後のアウトカム［治療成績（血中ウイルス量検出限界未満の達成とその維持）、受診中断者数、性感染症罹患者数］を調べるとともに、各施設の看護師配置状況を尋ねた。対象施設に調査票とその記入手順を郵送して各施設の調査担当者に記入を依頼し、郵送で回収した。

　10 施設から 97 人の HAART 導入患者の資料が得られた。このうち、HIV 担当看護師が配置されていた 7 施設 87 人（担当看護師配置群）と、配置されていなかった 3 施設 10 人（担当看護師未配置群）に分け、アウトカムを比較した。

　両群で血中ウイルス量が検出限界未満となる時期の累積状況がどのようになっていたかを紹介しよう。担当看護師配置群では 87 人全員が約 2 年後には検出限界未満となっていたが、担当看護師未配置群では検出限界未満となったのは 10 人中 8 人であった。この群間差は統計学的にも有意であった。

　看護師配置以外のウイルス検出限界達成に影響を及ぼす可能性がある要

因（年齢、性、病期、ウイルス量）を含めて、検出限界未満の達成に至る要因を検討したところ、統計学的に有意だったのは、担当看護師が配置されているかどうか、の違いのみであった（担当看護師が配置されていた施設の患者では、検出限界未満を 5.12 倍達成しやすい）。

　検出限界未満を達成した後、ウイルス量の再上昇が認められたのは、担当看護師配置群では 87 人中 2 人、担当看護師未配置群では 8 人中 3 人であった。

　この調査 2 については、計画から論文公表に至るまで、博士課程の大学院生の活躍に負うところが大きい。

Nishigaki M, Sugino Y, Seo J, Shimada M, Ikeda K, et al：Influence of allocating HIV specialized nurses on clinical outcomes in Japan. Asian Nurs Res（Korean Soc Nurs Sci）. 5（1）：11-18, 2011.

　受診中断、性感染症罹患については、両群とも HAART 開始後の新規発生は認められず、看護師配置の違いによる差は検討されなかった。

　この調査から、エイズ診療拠点病院といえども、診療報酬の施設基準を満たす施設は少ないこと、外来に HIV/AIDS 患者の担当看護師を専従あるいは専任で配置している施設では、そうでない施設に比べ、看護師による療養指導が優れていることが確認された。そして、治療目標であるウイルス量検出限界未満の達成とその後の維持は、担当看護師を配置している群ではそうでない群に比べて良好であった。これは、看護師を専従あるいは専任で配置している施設と、そうでない施設の療養指導の実施状況の違いと一致している。これら 2 つの調査により、外来の担当看護師を配置することの有用性が示されたと言えるだろう。

　重ねて言えば、これらの研究を診療報酬評価との関連で見ると、施設基準を満たす意義について、看護師の活動内容と患者の治療成績の両面から明らかにしたものである。今後、他の診療報酬項目についても同様に、評価後に行うべき調査として参考になるだろう。

　HIV/AIDS 患者に対する療養指導の質を向上させる上で、外来に担当看護師を配置することの重要性は上述の研究で示されたとおりだが、それとあわせて、配置する看護師の療養指導の質を向上・担保することが不可欠である。これは、保険医療としての質の担保でもある。

　HIV/AIDS 患者に対する医療は、保険医療の枠組みの中で、政策医療の一つとして位置づけられ、エイズ診療拠点病院として整備されている。その一環として、ACC では以前から看護師の研修プログラムをエイズ診療拠点病院等の職員に向けて提供していた。

　わが国は先進国の中で唯一、HIV 新規感染者が増加しており、その対策が急務であった。平成 23（2011）年に、「後天性免疫不全症候群に関する特定感染症予防指針（エイズ予防指針）、平成 18（2006）年告示」が見直され、その指針第五「医療の提供」において、「コーディネーションを担う看護師等の育成を推進し、中核拠点病院への配置を推進」が盛り込まれた。

　　http://www.mhlw.go.jp/seisakunitsuite/bunya/kenkou_iryou/kenkou/kekkaku-kansenshou/aids/dl/
　　yaboushishin.pdf

　また、平成 24（2012）年度から、日本エイズ学会において「日本エイズ学会認定看護師制度」が開始され、学術集会や ACC などの研修参加を要件として認定が行われるようになった。

　　島田恵：HIV 感染症外来. 数間恵子編集, 外来看護パーフェクトガイド─拡大する看護の役割と
　　　診療報酬上の評価, p.130-147, 看護の科学社, 2013.

3 ２つの研究から見えてきたこと

　ここまでで紹介した２つの対象患者とその看護支援に関する研究は、必ずしも最初から診療報酬の評価を得ることを狙ったものばかりではないが、下記のような、いくつか共通する特徴がある。

- ターゲット集団（対象者集団）が明確であること。
- 対象の疾患の自然経過（自然史）から看護提供の必要性が明らかで、国民医療費抑制の点からも必要であることが説明できること。
- 特定の対象への看護提供の実態が全国規模で明らかにされていること。
- 提供する看護の標準化がされていること、言い換えると、標準的看護の指針あるいは進め方を示したものがあること。

    本章で述べた研究に例をとると、インスリンを使っていない2型糖尿病患者では「外来看護相談プロトコール」、HIV/AIDS患者では、標準化された「外来療養支援プロセス」がそれにあたる。
- 加算という形で診療報酬が認められたHIV/AIDS患者に対する看護について考えてみると、診療報酬による看護提供の実績と成果を示す必要があること。

　診療報酬評価後は、実践の場で実際に診療報酬の算定基準を充足できているか、つまり、施設基準を満たせているかどうかが調べられた。結果は、その施設基準を満たせていない施設が多いということであった。これは、せっかく診療報酬が評価されても、実践の場ではそれぞれの施設が算定要件となっている施設基準を満たさなければ、看護をきちんと提供することは難しく、患者はその診療報酬による恩恵を受けることができない、ということである。HIV/AIDS患者担当の看護師が決まっている施設での患者アウトカムがそうでない施設に比べてよい成績を示すことで、施設基準を満たす重要性が示された。このことから、他の診療報酬項目についても、狙った効果が患者に表れているかを調べ、看護支援の価値を示していくことが重要な課題であると言えるだろう。

　本章で紹介した2つの対象への看護をテーマにした研究ののち、わが国では、看護系学会等保険連合ができ、看護の診療報酬に関しては、そこを通じて新規評価を獲得する流れができてきた（p.139〜140参照）。
　さらに筆者の研究は、研究室のメンバーなどとエビデンスを作成するというスタンスから、学会活動を通じたものにも広がった。それにどのようにかかわったかは、第6章で触れることにする。

第 3 部

外来看護の
過去・現在・未来

第**4**章

外来での看護にかかわる
診療報酬評価の変遷

外来での看護が診療報酬上で評価されたのは、平成 4（1992）年の在宅療養指導料が初めてのことであり、同年に医療法第二次改正で在宅医療が医療の場として法的に位置づけられたことを受けたものであったことは第 1 章ですでに述べた。

　では、それまでの外来での看護に関する規定はどういう状況だったのだろうか。ここでは、外来での看護に関する診療報酬について理解する上で必要な、わが国の医療制度と診療報酬制度の概略を示し、その中で、在宅療養指導料が新設される以前は、看護職者が外来患者に対してどのように対応していたのかを振り返ってみる。

1 診療報酬制度と看護

　図 4-1 は、基本となる法律・制度のもとで看護提供がどのように規定されているかの概略を示している。まず、最も基本となるのが、昭和 23（1948）年に定められた医療法である。これを受けた医療計画制度により、

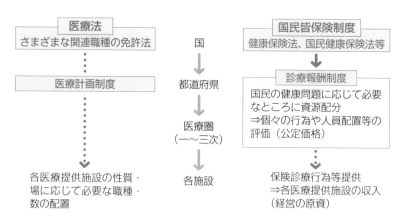

他に、多くの法律（感染症の予防及び感染症の患者に対する医療に関する法律、健康増進法、がん対策基本法およびがん対策推進基本計画など）が診療報酬に反映され、医療提供を支えている。

図 4-1　医療提供の構造

各都道府県において、それぞれが抱える医療圏の特徴に応じた医療の必要性が考慮され、各医療提供施設の設置が方向づけられる。各施設ではその性質や場に応じて、医療法で決められた必要な人数の各職種が置かれることになった。そして、昭和36（1961）年、国民皆保険制度＊が健康保険法や国民健康保険法などにもとづいて全国にいきわたったことにより、医療は国民全体を対象とした保険医療（療養の給付）として提供されるようになった。この保険医療を提供する仕組みが診療報酬制度であり、国民の健康問題に応じて必要なところに資源が配分されるようになった。この資源の配分は個々の行為や人員配置（社会医療診療行為）に対する公定価格を決めることによって行われる。各施設は提供した個々の行為や人員配置に応じた対価として診療報酬を得て、経営の原資とすることになる。

　看護に関する資源の配分は、入院に関しては人員配置などに手厚く配慮されてきている。一方、外来での看護に関しては、看護職員の配置が医療法施行規則〔昭和23（1948）年〕によって「外来患者30名に対し、看護職員1名」と定められているが、入院のような、診療報酬上の評価はない。また、この外来の配置基準は、現在まで変わっておらず、実に70年もの間、見直しがない。驚くべきことである。

　では、診療報酬上での看護の評価はどのようになっているだろうか。図4-2は、現在の一般的な病院をモデルとして、入院、中央部門、外来での医療が、基本診療料と特掲診療料からなっていることを示している（歯科、薬剤を除く）。基本診療料は初診・再診料と入院料などからなり、特掲診療料にはそれ以外の個々の技術を含み、それぞれに対価が定められている。特掲診療料には、医師が行うものと、医師あるいは医師の指示＊＊にもとづいてさまざまな医療職が担当するものがある。

＊　健康保険法は大正11（1922）年に労働者および被扶養者の社会保障の一環として制定され、国民健康保険法は昭和13（1938）年に当時、健康保険の対象とならなかった農業従事者を対象として制定された。国民健康保険が全国都道府県で運用されるようになった昭和36（1961）年をもって国民皆保険制度となった。

＊＊「医師の指示にもとづき」という記載は、国民皆保険制度以前からのさまざまな医療にかかわる法律の医療事情を反映している。例えば、昭和23年の医療法制定当時、医療技術の種類は現在とは比べものにならないほど少なく、ほぼすべて医師によって行われており、わずかにX線撮影が放射線技師によって医師の「介補」として行われていた程度である。

　http://www.jsrt.or.jp/data/pdf/gijutsushi/1kan/01.pdf

　したがって、当時の医療技術の評価には医師の技術料という意味合いがあった。その後、さまざまな医療職が発展してきたが、それらの職種が行う行為に対しても、以前からの技術料の評価の歴史を踏襲して「医師の指示にもとづき」となっている。

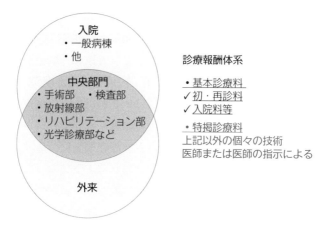

図 4-2　診療・看護の場（医療提供施設内）における診療報酬
（一般的な病院をモデルとして）

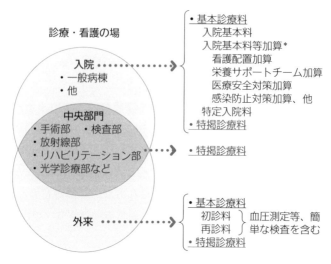

* この加算は、本文の記述の参考として令和 4 年改定を参考にしている

図 4-3　診療・看護の場（医療提供施設内）別に見た診療報酬

　図 4-3 は、診療・看護の場別に、基本診療料と特掲診療料がどのよう
に適用されるかを示したものである。入院は、基本診療料（入院基本料や
さまざまな加算；入院基本料等加算などを含む）と特掲診療料からなり、

看護にかかわるものはほとんどがこの基本診療料に含まれている。外来は、基本診療料（初診料、再診料）と特掲診療料、中央部門は特掲診療料という構造である。

　このような構造を念頭において、在宅療養指導料が診療報酬上での評価に至る前の外来での看護について振り返ってみよう。

2 医療法第二次改正以前の、医療提供施設外での治療・処置に対する診療報酬

　医療法第二次改正の背景には、当時の疾病構造の変化として慢性疾患の増加があることを先に述べた。慢性疾患の増加は、衛生状態や栄養状態の向上によって急性感染症が減少し、一方で、医療技術の進歩により、それまでは治療が難しかった疾患の治療が可能になり、加齢にともなう慢性疾患をもつ高齢者人口が増加したことなどによる。そして、これらの慢性疾患に対して、医療提供施設以外での投薬や医療機器の使用が求められるようになった。その要望に応えるために、医療保険（診療報酬）制度の中で、医療提供施設以外で行うさまざまな治療・処置に対する診療報酬の評価が進んでいった。
　図4-4は、それらの治療・処置が診療報酬上で評価されていった流れを示したものである。
　最初に評価されたのは、自己注射指導料（当時の名称）で、対象となる薬剤は当初、インスリン製剤と成長ホルモン剤であった。当時、インスリン製剤や成長ホルモン剤の注射を必要とする患者は、都度、医療提供施設に通って注射を受けるか、あるいは自費でそれらの製剤を購入して自己注射をするという、生活上の不便や経済的負担を強いられていた。それを患者のQOLの視点から改善するために設けられたのが自己注射指導料であった。これによって自己注射に使用する薬剤が保険適応になり、経済的負担が軽減されるとともに、注射の都度、医療提供施設に通う必要がなく

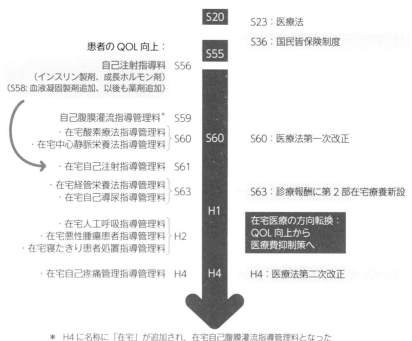

図 4-4　医療法第二次改正（平成 4 年）以前の在宅医療評価の推移と背景

なった。

　インスリン製剤自己注射の保険適応に向けては、西東京の患者会が中心
になって運動を起こし、全国の患者会が呼応して実現に至ったとされてい
る。そして、先進的な看護師たちが、インスリン注射の指導を含めた糖尿
病の療養指導にかかわった。看護師が指導を行うことについては、当時、
もちろん、診療報酬はなかったが、看護師たちが熱心に勉強し、患者に対
応した様子が下に示した文献に記されている。

　野火止会：近藤医院と野火止会の十年, 野火止会, 1993.

　自己注射指導料の適応となる薬剤は、この後、血友病に対する製剤（昭
和 58 年）に続き、性腺刺激ホルモン放出ホルモン製剤（平成 2 年）と増
加していった。これら自己注射が適用になり、入院の患者と、退院した患
者に対して 1 ヵ月以内に指導を行った場合の報酬は入院時医学管理料に含

まれていた。

　昭和57年の老人保健法（当時の名称）制定後は、入院期間が1ヵ月を超える場合は、退院時指導料が設けられ、患者と家族などに対し、医師または医師の指示を受けて、薬剤師、保健師、看護師などが指導を行うことができるようになった。

　次いで、昭和59（1984）年に自己腹膜灌流指導管理料、昭和60（1985）年に在宅酸素療法指導管理料と在宅中心静脈栄養法指導管理料が新設された。昭和61（1986）年には、自己注射指導料の名称が在宅自己注射指導管理料と変更された。

　昭和63（1988）年には、特掲診療料の中で在宅療養の部が独立・分離され、その部の中に〈在宅療養指導管理料〉が設けられ、これまで設定されてきた項目がまとめられるとともに、新たに、在宅経管栄養法指導管理料（平成4年に、在宅成分栄養経管栄養法指導管理料と名称変更）、在宅自己導尿指導管理料が新設された。平成2（1990）年には、3項目（在宅人工呼吸指導管理料、在宅悪性腫瘍患者指導管理料、在宅寝たきり患者処置指導管理料）が新設された。平成4年の医療法第二次改正時には、在宅自己疼痛管理指導管理料が新設され、この時点で10項目となった。

　このようにして診療報酬上で評価されてきた医療提供施設外でのさまざまな治療・医療処置は、当初は患者のQOLの改善を意図したものであったが、平成4年に至って、医療法上でも、「医療を受ける者の居宅等」が医療行為の場として位置づけられ、趣旨が変わった。長期入院などによる医療費高騰に対する方策へと政策転換がはかられた、ということになる。

　そして、この機に在宅療養指導料が新設され、上記10項目の〈在宅療養指導管理料〉を算定している患者と、入院中の患者以外の患者で器具を装着しており、その管理に配慮を要するもの［器具装着患者］を対象として、保健師または看護師が外来で患者に療養指導を行って診療報酬を算定することができるようになった（図4-5）。このことは、第1章で述べたとおりである（p.15〜18）。

　なお、特掲診療料の中の部の名称である在宅療養は、健康保険法の改正により平成6（1994）年に在宅医療と改められた。

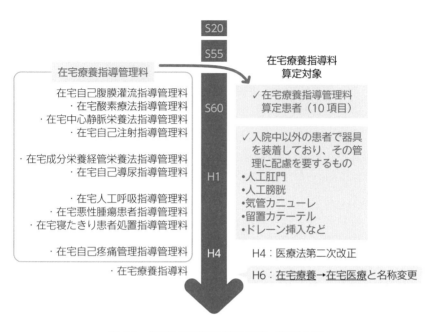

在宅療養指導管理料

- 在宅自己腹膜灌流指導管理料
- ・在宅酸素療法指導管理料
- ・在宅中心静脈栄養法指導管理料
- ・在宅自己注射指導管理料

- ・在宅成分栄養経管栄養法指導管理料
- ・在宅自己導尿指導管理料

- ・在宅人工呼吸指導管理料
- ・在宅悪性腫瘍患者指導管理料
- ・在宅寝たきり患者処置指導管理料

- ・在宅自己疼痛管理指導管理料

- ・在宅療養指導料

S20
S55
S60
H1
H4

**在宅療養指導料
算定対象**

✓在宅療養指導管理料
算定患者（10項目）

✓入院中以外の患者で器具
を装着しており、その管
理に配慮を要するもの
- ・人工肛門
- ・人工膀胱
- ・気管カニューレ
- ・留置カテーテル
- ・ドレーン挿入など

H4：医療法第二次改正

H6：在宅療養→在宅医療と名称変更

図4-5　在宅療養指導料の算定対象（平成4年）

〈在宅療養指導管理料〉あるいは在宅療養指導料という名称の中の文言が、在宅医療ではなく、在宅療養となっているのは、昭和63（1988）年に特掲診療料の中に在宅療養という部ができたときの名称を受けているのではないかと推察される。平成6年の部の名称変更と連動せず、現在まで変更されていない。在宅医療に統一されれば、第2章で述べた名称による誤解（p.45）も解消されるのではないだろうか。

3 在宅療養指導料が評価される前の外来での看護と診療報酬に対する意識

インスリン製剤自己注射の保険適応に至る経緯と看護師の活躍について先に紹介したが、それ以外にも、在宅医療に関して診療報酬が評価される

以前に、看護師が外来で指導に携わっていたことがある。

　例えば、HOT（Home Oxygen Therapy；在宅酸素療法）外来やストーマ外来での看護である。HOT外来は、在宅酸素療法指導管理料の対象となる患者に専門に対応する外来を設け、医師の診療のほかに、看護師が在宅での酸素療法の自己管理を含めた生活指導を行うものである。ストーマ外来も同様に、人工肛門や人工膀胱を造設した患者に、医師の診療のほかに、看護師がストーマ管理の指導や装具の交換*などを行うものである。それらを行う看護師は当時、ET（enterostomal therapist）と呼ばれていた。

　在宅療養指導料が新設される以前は、退院後1ヵ月以内の患者に看護師が行う指導は入院基本料に含まれ、それ以後は〈在宅療養指導管理料〉に該当すればその中に含め、あるいは〈在宅療養指導管理料〉算定患者以外では、初診料、再診料にマルメられていた。それが、「30分以上、プライバシーが守られる専用の場所」で患者に対応する場合、別途、在宅療養指導料が算定できるようになった。

　しかし、制度上、診療報酬の算定ができるようになったからと言って、すぐに、どこの医療提供施設でも要件を満たす指導を行ったり、算定するようになったわけではない。そのことは、第2章で述べた調査結果のとおりである。

　当時の看護師が外来での看護に関する診療報酬に対して関心が薄かったのには、次のような理由が考えられる。

　1つには、入院期間が長かったことがある。患者は入院中に、病棟で看護師から退院後に自己管理の必要がある医療処置や器具の装着について指導を受け、自分あるいは家族が代わってその管理ができる見込みが立って退院に至っていたと推察される。入院中に看護師が行うそれらの指導は、基本看護料（現在は、入院基本料に包含されている。図4-3参照）の中で提供され、個々の技術としては評価されていなかった（このことは基本的に、現在でも変わらない）**。そして、退院後にも指導の必要がある場合

---

*　特掲診療料のストーマ処置が認められたのは、平成8（1996）年である。
**　〈在宅療養指導管理料〉の対象となる患者が外泊する場合に、外泊中の医療処置の管理について必要な指導を行うことに対して退院前在宅療養指導管理料が新設されたのは、平成6（1994）年の診療報酬改定であった。

には、先に入院していた病棟で対応したり、上述したように、外来で当該の〈在宅療養指導管理料〉や、初診・再診料の中で対応されていた。

　2つ目として、病棟と外来とでは、看護職員の配置に対して、それを定める制度の基盤が異なることがある。入院における看護師の配置は診療報酬上では手厚く配慮されており、看護師の配置は施設収入に直結する。そのため、入院では診療報酬に対して関心を持たざるを得ない。一方、外来は、前述したように、昭和23（1948）年の医療法施行規則の規定による「患者30名に対し、看護職員1名」という配置基準のみであり、その配置は診療報酬とは別のことであった。繰り返すが、この看護職員の配置基準は、現在に至るまで変わっていない。

　3つ目として、診療報酬の構造がある。血圧測定などの簡単な検査や処置は、病棟であれば〈入院基本料〉に、外来であれば初診料や再診料に含まれる。それ以外に、特掲診療料が設定されているさまざまな処置や検査については、病棟、外来を問わず、その診療報酬点数の中に、必要な材料費や携わる医療従事者の人件費も含まれている。その処置や検査に対する医師の指示が出されれば、事務的に診療報酬が算定され、かかわる医療従事者がその都度、診療報酬を気にすることはないだろう。このような状態が40年以上続き、外来での看護にかかわる診療報酬についてはほとんど意識されていなかったと考えられる。

　そして、平成4年の在宅療養指導料の評価以降、外来で看護職者がかかわるさまざまな行為に対して徐々に診療報酬が評価されていった。これについては、続く第5章で述べる。

第5章

外来での看護にかかわる
診療報酬評価の現状

前章では、平成4（1992）年に在宅療養指導料が新設される以前の外来での看護と診療報酬に関して、筆者の考えも含めて紹介してきた。外来での看護にかかわる診療報酬上の評価は、その後、大幅に増加した。

　本章で外来での看護にかかわる診療報酬評価の現状を述べるにあたっては、はじめに、外来を利用する患者はどういう人々なのかを明確にし、その上で、外来で看護職者がかかわるさまざまな行為に対して、どのような診療報酬が算定できるのかを、最近の診療報酬改定までの段階で整理し、それらが評価された背景にどのような事柄が関係していたのかを示す。

1　外来患者は診療報酬上でどのように位置づけられているか

　図 5-1 は、医療提供施設の中で患者がどこに位置づけられるかを、患者の流れをもとに区分したものである。中央部門には一般に手術部、光学診療部、放射線部、リハビリテーション部（これらの名称は各施設により異なる）などがあり、入院中の患者と外来患者の両方がそれぞれの目的に応じて利用する。

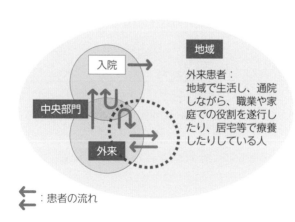

図 5-1　外来から見た医療利用者の流れ

したがって、外来の利用者は、**図 5-1** の破線で囲んだ中の矢印で示すような動きをする人々、すなわち、外来を受診する患者と入院中以外の患者で中央部門を利用する人々になる。後者には、例えば、通院で放射線治療を受けている場合や内視鏡検査を受ける場合などがある。また、同日に外来と中央部門を利用する患者、例えば、外来で医師の診察を受け、検査のために X 線検査を受けるなどの患者もいる。診療報酬上では、これらの患者は「入院中の患者以外の患者」と表現されている。

　ここでは、これらの患者を「外来患者」ということにする。なお、最近の診療報酬では必ずしも「入院中の患者以外の患者」という表記ばかりでなく、「外来患者」と記載されていることもある*。

　これら外来患者に適用される診療報酬を示したのが**図 5-2** である。

　表 5-1 には平成 28（2016）年現在、入院、中央部門、外来に共通して算定される特掲診療料**の構成を示した。英記号が B から始まっているのは、基本診療料 A に続く項目ということである。

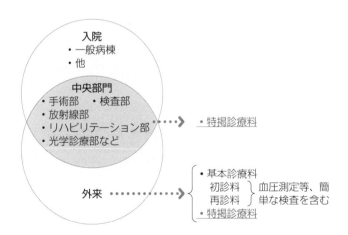

図 5-2　外来患者（入院中の患者以外の患者）にかかわる診療報酬

＊　最近では、診療報酬項目名でも「外来○○○○」と表記されるものが増えている。
＊＊　特掲診療料は、その時代の必要に応じて設けられる。第 2 部の在宅医療は、昭和 63 年に在宅療養として設けられ、平成 6 年に名称が変更されたことは先に述べた。なお、この平成 6 年から、医科点数表は甲乙が廃止されて 1 本化された。第 13 部の病理診断は、平成 24 年に第 3 部の検査から分離され、単独の部となった。

表5-1　特掲診療料（令和6年現在）

<u>第 1 部　医学管理等</u>：(B)	<u>第 8 部　精神科専門療法</u>：(I)
第 2 部　在宅医療：(C)	第 9 部　処置：(J)
第 3 部　検査：(D)	第10部　手術：(K)
第 4 部　画像診断：(E)	第11部　麻酔：(L)
第 5 部　投薬：(F)	第12部　放射線治療：(M)
<u>第 6 部　注射</u>：(G)	第13部　病理診断：(N)
<u>第 7 部　リハビリテーション</u>：(H)	第14部　その他：(O)新設

下線は外来での看護にかかわる項目を含むもの
(C)の中の〈在宅療養指導管理料〉の算定対象が、在宅療養指導料の対象の一部になる
(　)内の英記号は特掲診療料の分類記号。(A)は基本診療料で、この表には示していない
第14部(O)は、看護職員処遇改善評価料等である。

　表5-1の特掲診療料14部の中で、外来で看護職者がかかわる行為が含まれる部を下線で示した*。在宅療養指導料は第1部の医学管理等（B）に含まれる。他に、第6部の注射（G）、第7部のリハビリテーション（H）、第8部の精神科専門療法（I）の中に、外来での看護にかかわる項目がある。

　第2部の在宅医療（C）については、在宅療養指導料の算定対象の一部にあたる〈在宅療養指導管理料〉の算定患者が含まれるという構造になっている。

　次に、これらの特掲診療料の中に外来での看護にかかわる個々の診療報酬がどのように含まれているかを見てみよう。

2　外来での看護にかかわる診療報酬にはどのようなものがあるか

　診療報酬に関する筆者の関心は、在宅療養指導料という回復期から慢性期、特に慢性疾患の慢性期にかかわる項目から始まり、教育や研究もその時期の患者への支援を中心に行ってきた。そのため、筆者が関心を寄せて

＊　検査と処置の中には、医師の指示にもとづいて看護職者が行うものがあり、それを実施する役割は重要であるが、本書の趣旨からは逸れるため、含めない。
　なお、検査や処置の診療報酬には、用いる薬品、材料、携わる職種の人件費などが含まれる。

きた領域を中心に外来での看護にかかわる診療報酬について説明していく。したがって、精神科看護にかかわるもの〔第8部の精神科専門療法（Ⅰ）〕および救急看護の領域については筆者の専門外であるので、言及を控える。

表5-2は、現在の外来での看護にかかわる診療報酬（精神科と救急を除く）を、以下の2つの軸で分けて示したものである。

縦軸は、1. それぞれの項目で看護職者の寄与や配置がどのように評価されているか（看護の評価）、横軸は、2. 対象が所在する場所の違いによる区分である。各項目の冒頭につけた英記号は、表5-1で示した特掲診療料の部を表す。なお、表5-2で示した各項目は、特掲診療料の形式上、「医師の指示にもとづき」ということになっている。

軸1. 看護職者のかかわり方（看護の評価）については、以下の3パターンに分けることができる。

　a. 看護師ができる（行為によっては、保健師、助産師、または准看護師を含む。以下、同様）ができる

　b. 看護師の配置が必須（医師、関連職種以外に）、あるいは医師、看護師、関連職種が共同してできる

　c. 看護師もできる／他職種とも連携してできる、あるいは看護師も配置できる

軸2. 看護職者がかかわる場所による区分は、以下の2区分とした。

　ⅰ 入院中の患者以外の患者で、外来患者／通院患者に限定される項目

　ⅱ 入院中の患者と外来患者の両方に適用される項目

以下、表5-2にもとづいて、どこにどういう項目が位置づけられるかを見ていこう。

ⓐ看護師ができる

外来患者に限定されているのは、第1部の（B）医学管理等に位置づけられている在宅療養指導料、糖尿病合併症管理料、乳腺炎重症化予防ケア・指導料イ・ロである。入院患者にも適用されるのは、同じく（B）に位置

表 5-2　看護が力をより発揮できる外来関連の診療報酬（特掲診療料）

対象 / 看護の評価	ⅰ 入院中の患者以外の患者 (外来患者/通院患者)	ⅱ 入院・外来患者
a. Ns*ができる(医師の指示にもとづき)	(B)在宅療養指導料 (B)糖尿病合併症管理料（医師も可） (B)乳腺炎重症化予防ケア・指導料 イ・ロ(医師も可) (B)人工呼吸器導入時相談支援加算	(B)がん患者指導管理料 ロ 不安軽減の面接 (医師、公認心理士も可)
b. Ns*の配置が必須(医師、関連職種以外に)、あるいは、医師、Ns、関連職種が共同してできる	(A)看護師等遠隔診療補助加算 (B)喘息治療管理料 1 加算 (B)外来緩和ケア管理料 (B)移植後患者指導管理料 (B)糖尿病透析予防指導管理料 (B)腎代替療法指導管理料 (B)二次性骨折予防継続管理料 3 (B)慢性腎臓病透析予防指導管理料 (B)外来放射線照射診療料 (B)外来腫瘍化学療法診療料 1～3 (B)ニコチン依存症管理料 (B)外来排尿自立指導料 (B)ハイリスク妊産婦連携指導料 1 (C)在宅酸素療法指導管理料遠隔モニタリング加算 (G)外来化学療法加算 (H)難病患者リハビリテーション料	(B)ウイルス疾患指導料2 加算 (B)がん患者指導管理料 イ
c. Ns*もできる(医師の指示あるいは計画にもとづき、看護師が一部、あるいは、他職種も/と連携して)、あるいは、看護師も配置できる	(B)小児科療養指導料 (B)地域包括診療料 (B)認知症地域包括診療料 (B)生活習慣病管理料（Ⅰ）（Ⅱ）(＋自己測定血糖値指導料以外) (B)療養・就労両立支援指導料 (B)介護保険リハビリテーション移行支援料(他職種と連携して) (B)生殖補助療法管理料 1 (H)リンパ浮腫複合的治療料	(B)リンパ浮腫指導管理料 (H)心大血管疾患リハビリテーション料 (H)脳血管疾患等リハビリテーション料 (H)廃用症候群リハビリテーション料 (H)運動器リハビリテーション料 (H)摂食機能療法 (嚥下訓練を含む) (H)障害児(者)リハビリテーション料 (J)人工腎臓 透析時運動指導等加算

＊　Ns：看護師（行為によっては、保健師、助産師または准看護師を含む）（精神科、救急を除く）
正立文字：第1部（B）医学管理等、下線：第6部（G）：注射、斜体文字：第7部（H）：リハビリテーション
令和6年診療報酬改定をもとに作成。英記号は特掲診療料の部を表す。

づけられるがん患者指導管理料ロ（不安軽減の面接）である。このうち、糖尿病合併症管理料と乳腺炎重症化予防ケア・指導料は、医師が行っても算定できることになっている。がん患者指導管理料ロ（不安軽減の面接）は医師、看護師または公認心理士が行った場合である。

なお、入退院支援加算（A246）に関して、特に入院支援は、外来で行われることであるが、診療報酬の構造上、入院料等に位置づけられているため、本書では扱わない。

❺看護師の配置が必須、あるいは医師・他職種と共同してできる

　看護師の配置が必須となっており、外来患者に限定される項目には、医学管理等（B）の喘息治療管理料1加算、外来放射線照射診療料、ニコチン依存症管理料、外来腫瘍化学療法診療料、二次性骨折予防継続管理料3、在宅医療（C）の在宅酸素療法指導管理料遠隔モニタリング加算、注射（G）の外来化学療法加算、リハビリテーション（H）の難病患者リハビリテーション料等がある。

　入院・外来の両方に適用されるのは、（B）のウイルス疾患指導料2加算、がん患者指導管理料イ等である。

　他は他職種と「共同」して行うこととなっており、多くが（B）医学管理等に位置づけられている。腎代替療法指導管理料、外来排尿自立指導料がある。

❻看護師もできる／他職種とも連携してできる、あるいは看護師も配置できる

　この中で、外来患者に限定されているものとしては、医学管理等（B）の小児科療養指導料、地域包括診療料、認知症地域包括診療料、生活習慣病管理料、療養・就労両立支援指導料、介護保険リハビリテーション移行支援料、生殖補助医療管理料1、（H）のリンパ浮腫複合的治療料がある。

　入院・外来の両方に適用される項目では、（B）のリンパ浮腫指導管理料のほかは、すべて、（H）リハビリテーションに位置づけられる。これらのリハビリテーションにかかわる項目では、多くで理学療法士や作業療法士等のリハビリテーション関係職種の配置が必須とされており、看護師は、「他に適切な関係職種」という位置づけである。平成10（1998）年に新設された摂食機能療法とそれに含まれる嚥下訓練*は、看護師、准看護師もでき、平成12（2000）年の介護保険の開始から、医療保険だけでなく、介護保険にも適用されるようになった。

＊　摂食機能療法・嚥下訓練は、評価年は平成10（1982）年であり、早くから看護職者の役割が評価されている重要な行為であるが、入院中の患者に対する件数が圧倒的に多い。そのため、以後の紹介では割愛する。

全体として、b. 看護師の配置が必須、あるいは他職種と共同してできる、とされる項目が多い。これは、チーム医療の理念の浸透により、その診療報酬を算定する行為（以下、診療報酬行為＊）を行うチームに看護師を含めることが施設基準に実際に反映されるようになってきていることによると考えられる。また、a. 看護師ができる、b. 看護師の配置が必須、あるいは医師・他職種と共同してできる、を通してみると、その多くが（B）医学管理等（B）に位置づけられている。このことは、それらの行為が「診療の補助」であると同時に、「療養上の世話」という看護の視点で、患者が医学的処置の自己管理を遂行できるように支援する看護の働きが評価されていることを示すと考えられる。

　このように、個々の診療報酬項目によって看護の位置づけ（前述 a. b. c.）は異なってはいるが、看護に対する評価は進展してきている。このことは社会的インフラストラクチャーとしての医療制度において看護の重要性がより一層、認められるようになってきていることを示している。そのことを以下で具体的に見てみよう。

3 外来での看護の評価はどのように進んで現在に至っているか

1 ｜ 看護にかかわる診療報酬評価の進展

　表5-2 の中で、看護の役割が高く評価されていると考えられる項目に注目してみよう。実線で囲んだものが、入院・外来を含め、a. 看護師ができるもの、および b. 看護師の配置が必須あるいは他職種と共同して行うことが明記されているものである。破線で囲んだものが、外来／通院患

＊　診療報酬を算定する行為は、社会医療診療行為あるいは保険医療診療行為である。看護職が行う行為を「診療行為」と表記すると、保健師助産師看護師法でいう「診療の補助」の「診療」が通例として医師の行為と解釈されることと整合性が取れない。そこで、本書では、「診療報酬行為」と表現することにした。

者に関するものを中心に、c. 看護師もできるものあるいは配置できるものを含めたものである。

　図5-3は、それらの診療報酬が評価された順に、関連が考えられる背景とあわせて示したものである。

　以下、図5-3に従って、各項目の算定対象、担当者など、および評価に至った背景にはどのようなことがあったかを紹介する。

　項目名は現在のものを示した。算定対象や担当者などの変更は、現在に至る経緯が把握できるように示した。

　診療報酬の各項目の算定対象や施設基準（看護師等担当職種についての基準を含む）の詳細については、診療報酬改定の都度、文献（医科点数表の解釈，社会保険研究所、あるいは類似の文献）を参照していただきたい。

　また、各項目について、それぞれ、どのくらい提供されてきているかを、自分たちの活動に関わる情報として看護職者は知っておく必要があるだろう。本章では、そのおおよその動きを社会医療診療行為別調査および同統計をもとに紹介する。その調査および統計がどのようなものか、および、各項目の算定件数の詳細については、巻末に資料1（p.212〜228）として提示した。あわせてご覧いただきたい。

　各項目の紹介にあたっては、在宅療養指導料とそれ以外に大別する。その理由は、在宅療養指導料の算定対象がわかりにくいこと、また、第2章で述べたように、〈（C）在宅療養指導管理料〉との混乱が現在でも続いており、詳細な説明が必要と考えられることによる。

2 │（B 001・13）在宅療養指導料

　平成4（1992）年に、（B 001・13）在宅療養指導料が外来での看護にかかわる初めての診療報酬として評価された。第1章（p.16〜18）で述べたように、30分以上、個別にプライバシーが確保できる場所で対応し、患者ごとに療養指導記録を作成するとともに、指導実施時間を明記する必要がある。その後、現在までにさまざまな変更があった。

❶算定対象

　在宅療養指導料の算定対象と診療報酬の構造は図5-4に示した。令和5年までは［在宅療養指導管理料算定患者］または［器具装着患者］であっ

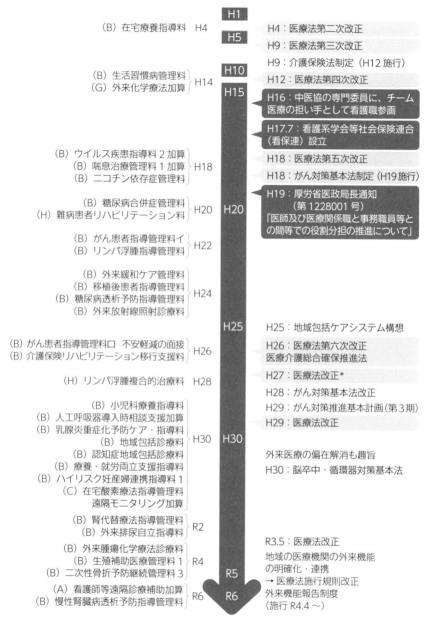

図 5-3　外来看護関連の診療報酬評価の推移と主な背景（精神科・救急関連等を除く）

診療報酬改定による新規評価および看護職者にかかわる追加・変更があった順に示した
＊これ以降の改正は、「第○次」と表記しなくなった。

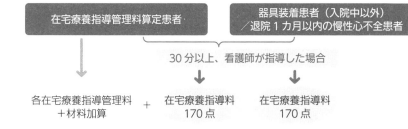

図 5-4　在宅療養指導料の算定対象と診療報酬の関係

た。令和 6（2024）年の改定で［退院後 1 月以内の慢性心不全患者＊］が追加された。慢性心不全患者に対する退院直後の支援を強化し、急性増悪による再入院を防止することが狙いである。［在宅療養指導管理料算定患者］の背景である〈（C）在宅療養指導管理料〉の項目数は、現在まで大幅に増加している。

　そのことを示したのが表 5-3 で、最近の改定までの在宅療養指導料の算定対象の変化を示した。［在宅療養指導管理料算定患者］の〈（C）在宅療養指導管理料〉は、当初の 10 項目（第 1 章第 2 節）から徐々に増え、現在までに、大項目、小項目ともに増加している。平成 6（1994）年以降に追加された項目については、表中にそれぞれの評価年を示した。これらが増加した背景には、約 30 年間の医学の知識と医療技術の進歩があり、それらが在宅医療に適用されたことがある。また、患者の経済的負担に対する配慮によるものがある。

　例えば、平成 14（2002）年に認められた C112 在宅気管切開患者指導管理料である。表 5 3 の、［器具装着患者］の中の人工肛門と人工膀胱の患者では、身体障害者福祉法にもとづき、身体障害者手帳を申請することによって装具が給付されたり、あるいはその経費が手当てされたりする。しかし、同じ［器具装着患者］であっても、気管カニューレを挿入する患者にはそのような手当てがなく、また、気管カニューレは廉価なものでも

＊　過去 1 年以内に心不全による入院が、当該退院に係る直近の入院を除き、1 回以上ある慢性心不全の患者（治療抵抗性心不全の患者を除く）である。在宅療養指導料の算定は、退院後 1 月間のみで、初回月のみ 2 回（p.99 参照）という規定から、最大 2 回までとなる。算定期間の延長など、今後の診療報酬改定に向けた課題がある。

表 5-3　在宅療養指導料の算定対象（令和 6 年現在）

〈在宅療養指導管理料算定患者〉

C100	退院前在宅療養指導管理料（H6）*
C101	在宅自己注射指導管理料
C101-2	在宅小児低血糖症患者指導管理料（H22）
C101-3	在宅妊娠糖尿病患者指導管理料（H24）
C102	在宅自己腹膜透析指導管理料
C102-2	在宅血液透析指導管理料（H10）
C103	在宅酸素療法指導管理料
C104	在宅中心静脈法指導管理料
C105	在宅成分栄養経管栄養法指導管理料
C105-2	在宅小児経管栄養法指導管理料（H24）
C105-3	在宅半固形栄養経管栄養法指導管理料（H30）
C106	在宅自己導尿指導管理料
C107	在宅人工呼吸指導管理料
C107-2	在宅持続陽圧呼吸療法指導管理料（H10）
C107-3	在宅ハイフロー指導管理料（R4）
C108	在宅麻薬等注射指導管理料**（R6名称変更）
C108-2	在宅腫瘍化学療法指導管理料（R6）
C108-3	在宅強心剤持続投与指導管理料（R6）
C108-4	在宅悪性腫瘍患者共同指導管理料（H24）
C109	在宅寝たきり患者処置指導管理料***
C110	在宅自己疼痛管理指導管理料
C110-2	在宅振戦等刺激装置指導管理料（H24）
C110-3	在宅迷走神経電気刺激治療指導管理料（H24）
C110-4	在宅仙骨神経刺激療法指導管理料（H26）
C110-5	在宅舌下神経電気刺激療法指導管理料（R4）
C111	在宅肺高血圧症患者指導管理料（H12）
C112	在宅気管切開患者指導管理料（H14）
C112-2	在宅喉頭摘出患者指導管理料（R4）
C114	在宅難治性皮膚疾患処置指導管理料（H22）
C116	在宅植込型補助人工心臓（非拍動流型）指導管理料（H24）
C117	在宅経腸投薬指導管理料（H30）
C118	在宅腫瘍治療電場療法指導管理料（H30）
C119	在宅経肛門的自己洗腸指導管理料（H30）****
C120	在宅中耳加圧療法指導管理料（R2）
C121	在宅抗菌薬吸入指導管理料（R4）

〈入院中以外の患者で、器具を装着しており、その管理に配慮を要するもの〉

　　　　　人工肛門
　　　　　人工膀胱
　　　　　気管カニューレ
　　　　　留置カテーテル
　　　　　ドレーン挿入等

〈退院後 1 月以内の慢性心不全患者〉

*　　　入院中の患者が外泊する場合で、C101 ～ C121 が適用される場合
**　　R6 までに末期悪性腫瘍の他、ALS、筋ジストロフィー、心不全又は呼吸器疾患の場合、追加
***　例外的に、患者が家族などに付き添われて外来受診した場合に算定
****　在宅療養患者のみ適応

（　）内は、平成 6 年改定の後の評価年を示す。欠番はいったん評価されたのち、削除されたもの

ない。一方、〈(C) 在宅療養指導管理料〉では、それぞれ、その中で必要な器具・衛生材料を提供する仕組みになっている。そのことに気づいた当時の厚生労働省保険局医療課の看護の担当官が、〈(C) 在宅療養指導管理料〉の一つとして設定すれば、患者に医療保険の中で気管カニューレを届けることができると考え、新たに加えられたものである。

　平成 22（2010）年に追加された C114 在宅難治性皮膚疾患処置指導管理料についても、軟膏処置に必要な大量のガーゼ類が保険で提供できるようにという趣旨があった。

　これらの配慮は、まさに看護の視点によるものであり、医療処置を自己管理している患者の具体的な生活像がイメージできる看護職者だからこその気遣いである。このような看護の目が制度の中に活かされていることがわかれば、日々患者の人々のケアにあたる看護職者の姿勢（心構え）にもよい影響があるだろう。

　在宅療養指導料のもう一つの算定対象の［器具装着患者］については、現在まで追加・削除はない。

　これまでに述べたような在宅療養指導料の対象の増加を図 5-5 にまとめた。平成 24（2012）年の診療報酬改定のときに最も増加し、実に 7 項目*の増加であった。そのときの改定の趣旨は図中に示したとおりで、在宅医療の推進、病院勤務医等の負担軽減、多職種によるチーム医療の推進、そして、医療技術の適切な評価であった。この平成 24 年改定の趣旨は、図 5-3 で示した 4 つの診療報酬が新設されたことにも反映されている。

❷指導を担当する看護職者

　上述のように、在宅療養指導料の算定対象の拡大は目覚ましい。担当する看護職者は、当初、「保健師または看護師」だったが、平成 30（2010）年の改定により、「助産師」が加わった。これは、上述の〈(C) 在宅療養指導管理料〉の中に、平成 24（2012）年に C101-3 在宅妊娠糖尿病患者指導管理料が新規に評価されたことが背景にある。助産師が妊娠糖尿病患者あるいは糖尿病患者の妊娠・分娩の過程で継続して対応できることになった。

＊　平成 28（2016）年改定でそのうちの 1 項目は削除された。

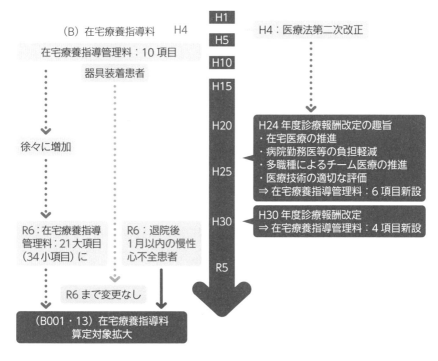

図5-5　在宅療養指導料の算定対象の拡大

　外来で在宅療養指導にあたる看護職者は、「訪問看護あるいは外来診療の診療の補助を兼ねることができる」。担当者の資格などに関しては、特定の研修修了などの規定はない。このことは、後述する他の診療報酬では、携わる領域の経験年数や研修修了などの資格要件が求められるようになっていることと大きく異なっている。その理由として、〈（C）在宅療養指導管理料〉には、表5-3で示したようなさまざまな項目が含まれており、その算定対象に対する指導は一律の研修では対応できないこと、また、在宅療養指導料が評価された平成4年当時は、看護の卒後教育・研修制度が現在ほど進展しておらず、具体的な資格を記載できる段階になかったことがある。

　しかし、〈（C）在宅療養指導管理料〉の算定対象は、高度な医療技術が在宅医療に適用されるようになっていることを反映して多岐にわたっているとともに、対象患者数が少ない特殊な医療処置もあり、それぞれの項目に

関して専門性の高い看護職者が対応していると推測される。例えば、C116在宅植込型補助人工心臓（非拍動流型）指導管理料を算定する患者への対応である。これを算定している施設での在宅療養指導にかかわる看護師も含めて研修が行われている。

一般社団法人 補助人工心臓治療関連学会協議会
https://j-vad.jp/document/9.%E5%9F%BA%E6%BA%96_%E7%AE%A1%E7%90%86%E6%96%BD%E8%A8%AD2023.01.pdf

令和6（2024）年度の改定では、「当該療養上の指導を行う保健師、助産師、又は看護師は、在宅療養支援向上のための適切な研修を修了していることが望ましい」ことが明記された。このことに注目して、それぞれが当該行為の質の向上に一層努める必要がある。

❸算定回数、点数

算定は当初、1月1回であったが、その後、初回月のみ2回まで算定できるようになった。この変更によって、在宅での医療処置導入等の初期に外来で患者にしっかりと対応し、支援することが可能になった。

診療報酬点数は当初は100点で、平成6（1994）年に110点、平成8（1996）年に150点、平成10（1998）年に170点となり、その点数が現在まで続いている。

❹提供する看護の内容

［在宅療養指導管理料算定患者］か［器具装着患者］か、あるいは慢性心不全患者かを問わず、提供する看護の内容として、医療処置や器具装着・管理の手技の指導はもちろん、その処置を要する病態の維持・改善およびQOLの維持・向上を目指すための自己管理行動の支援が重要である。

例えば、インスリンの自己注射では、低血糖の予防と対処を含めた食事の摂り方や運動の仕方、酸素療法であれば、効率的な呼吸の仕方（呼吸訓練）や呼吸筋維持のための栄養摂取、ストーマ患者であれば、適切な装具装着による皮膚トラブルの予防やボディイメージに対する支援は当然のこと、下痢や脱水の予防と対処などがある。必要時、他職種や訪問看護と連携することもあるだろう。慢性心不全患者については食事や感染防止、服薬をはじめとして、さまざまな生活行動を支援する必要がある。

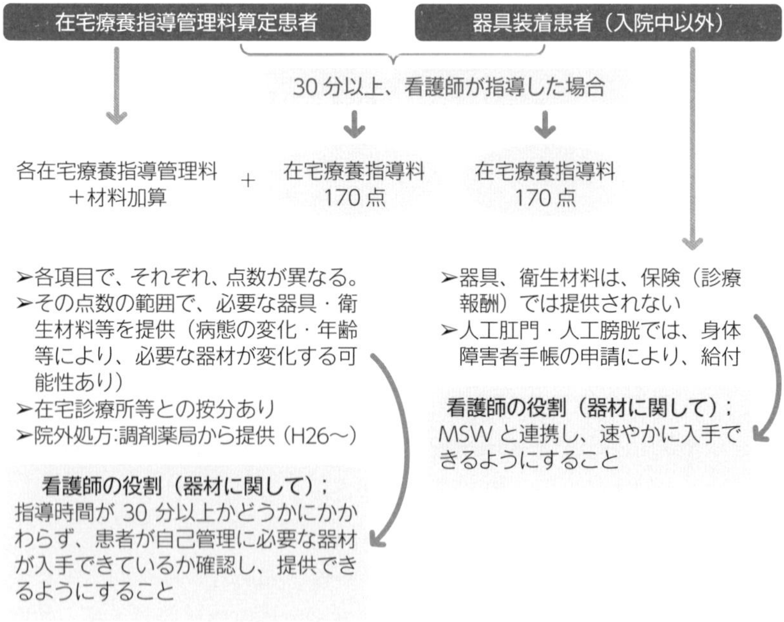

```
┌─────────────────────────────┐        ┌─────────────────────────────┐
│ 在宅療養指導管理料算定患者  │        │ 器具装着患者（入院中以外）  │
└─────────────────────────────┘        └─────────────────────────────┘
```

30 分以上、看護師が指導した場合

各在宅療養指導管理料　＋　在宅療養指導料　　　　在宅療養指導料
＋材料加算　　　　　　　　　170 点　　　　　　　　170 点

➤各項目で、それぞれ、点数が異なる。
➤その点数の範囲で、必要な器具・衛生材料等を提供（病態の変化・年齢等により、必要な器材が変化する可能性あり）
➤在宅診療所等との按分あり
➤院外処方：調剤薬局から提供（H26〜）

　看護師の役割（器材に関して）；
指導時間が 30 分以上かどうかにかかわらず、患者が自己管理に必要な器材が入手できているか確認し、提供できるようにすること

➤器具、衛生材料は、保険（診療報酬）では提供されない
➤人工肛門・人工膀胱では、身体障害者手帳の申請により、給付

　看護師の役割（器材に関して）；
MSW と連携し、速やかに入手できるようにすること

図 5-6　在宅療養指導料対象患者の器具・衛生材料に関する配慮

（退院後 1 月以内の慢性心不全患者で、在宅酸素療法や在宅持続陽圧呼吸法指導管理料等を算定している場合は、それらの指導管理料で器具等が提供される。）

　また、器具や衛生材料などの入手に関しても、目を配る必要がある（図5-6）。［在宅療養指導管理料算定患者］では、それぞれの診療報酬や加算の点数の中で必要な器材が提供されるが、病態の変化や年齢を重ねることで必要な器材が変わってくる可能性がある。看護職者は、指導時間が充足しているかどうかにかかわらず、器材に不足や不適切な点がないかを確認する必要がある。ストーマが永久的に造設された場合などは、術直後から身体障害者手帳の申請ができることを踏まえ、退院後の初回外来受診時にその申請が済んでいるかを確認する必要がある。なお、身体障害者手帳の申請はあくまで本人の自由意思による申請主義*であり、看護の役割は情

＊　身体障害者手帳により装具（あるいはその経費）が給付されるという利益と、手帳を申請することによる社会生活上の不利益（例えば、金融機関の融資が制限されるなど）とを考慮して、患者自身が選択する事柄であること。

報提供や、必要に応じて医療ソーシャルワーカー（以下、MSW）に紹介したりすることである。

　この看護師が行うことに関して、令和 2（2020）年の改定で算定要件の大きな変更があった。「在宅療養指導料等について、医師が他の職種への指示内容を診療録に記載することを、算定にあたっての留意事項として求めないこととする」というものである。医療従事者の負担軽減、医師等の働き方改革の推進が背景にある。在宅療養指導料のほか、後述する糖尿病合併症管理料、糖尿病透析予防指導管理料にも適用される。

令和 2 年診療報酬改定　中医協　総 - 1（2.2.7）個別改定項目　p51
https://www.mhlw.go.jp/content/12404000/000601838.pdf

　この算定要件の見直しでは、医師の指示自体は必要だが、看護職者がその指示にもとづいて提供する具体的な指導内容は自分たちのアセスメント・判断の力によることになる。看護職者の役割拡大につながる重要な変更と言えよう。

❺算定実績

　平成 4（1992）年の新規評価以降、算定件数はほぼ増加傾向で、最近は 8 万件／月に近づいている。この背景には看護職者の在宅療養指導料に対する理解が進んだ可能性や〈（C）在宅療養指導管理料〉の項目数および算定件数の増加もあると推察される。算定件数の内訳（どの項目の［在宅療養指導管理料算定患者］か［器具装着患者］か）については公表されている資料では不明である（p.214）。算定件数の施設別内訳は、一般病院が最も多く、続いて、診療所で、最近では特定機能病院とその他の医療機関がほぼ同数となっている。

3 ｜ 在宅療養指導料以外の外来の看護にかかわる診療報酬

　以下、再び、図 5-3 に従って、診療報酬改定の年ごとに看護職者のかかわりが新規評価されたもの、あるいは見直しによって評価されたものについて紹介する。担当者については、看護職者に関して述べることとする。

●平成14（2002）年

　平成4年の医療法第二次改正以降、高齢化の進展にともなう疾病構造のさらなる変化や医療の高度化・専門化を受けて、医療法第三次改正、第四次改正が行われ、医療供給体制の大幅な見直しが行われた。生活習慣病管理料と外来化学療法加算が新たに設けられた。

（B 001-3）生活習慣病管理料

　医療機関の役割分担を推進するという医療法第四次改正にもとづく政策として、生活習慣病の患者を大病院から、200床未満の病院と診療所に誘導することが打ち出され、それに沿ったものであった。当時の名称は「生活習慣病指導管理料」であった。対象は、高脂血症（のちに脂質異常症と変更）、高血圧、糖尿病（インスリンを使用していないもの）である。看護師も、患者と一緒に療養計画書を作成し、「指導者サイン欄」に記名できる。また、患者の同意と合わせて当該計画書に患者の署名を必要とする。

　なお、生活習慣病という呼び方は、それまで成人病と言われていたものを、平成8（1996）年に当時の厚生省によって変更されたものである。現在までその用語が用いられている。

　平成20（2008）年には、血糖自己測定指導加算（1回／年）が認められた。

　平成30（2018）年の改定では、外来における生活習慣病重症化予防の取り組みを推進する（後述）一環として、療養計画書に、①目標値（糖尿病患者では血糖値およびHbA1c、高血圧の患者では血圧値）、②特定健康診査・特定保健指導を実施する保険者からの依頼に応じて情報提供を行うことなどを記載する欄を設けることが求められた。実際に保険者に情報提供を行う際には、患者の同意が必要である。

　令和4年（2020）年改定では、多職種連携を推進する観点から、治療計画に基づく服薬、運動、休息、栄養、喫煙などに関する総合的な治療管理は、看護師、薬剤師、管理栄養士等の他職種と連携しても差しつかえないことが明記された。

　生活習慣病管理料は生活習慣の是正を図ることを趣旨としており、いずれの疾患の場合も診療報酬点数は処方箋を交付しない方が高く設定されていた。令和4年改定では、処方箋あり、なしの区分がなくなった*。

　令和6（2024）年の改定では、生活習慣病管理料（Ⅰ）と同（Ⅱ）となった。**

（Ⅰ）は、検査等を包括する場合、（Ⅱ）は、包括しない場合である。また、療養計画書の簡素化が行われた。多職種との連携が望ましいことが要件とされた。

　算定件数は、処方箋交付ありでは、病院（200 床未満）と診療所をあわせ、3 疾患を含めて 25 万件前後/月で推移していた。処方箋交付なしの算定件数は 3 疾患を合わせて 5 万件/月程度で推移していた。令和 4 年改定では、両者の件数を含め、28 万 6 千件程度／月である。

（G 001 ～ 006）外来化学療法加算

　平成 14 年の新設時には、入院期間の短縮が課題となっており、一般病院における DPC（診断群分類）の試行も同じく平成 14 年に開始されるという状況の中で始まった。施設基準として、「化学療法経験 5 年以上の常勤看護師」の配置を必須とすることが明記された。

　このように施設基準で看護師配置について記載されたのは、この「外来化学療法加算」が初めてである。筆者はその形態を、看護師が必ず含まれるという意味で「要件包含型」と呼び、平成 13（2001）年度の調査報告書の中で、これ以降の看護の診療報酬評価はこの形で進んでいくであろうと指摘した。

> 数間恵子（主任研究者）：外来看護機能のあり方―外来における看護相談機能拡充・確立に向けたデータベース作成のための基礎的研究，平成 13 年度 日本看護協会 看護政策立案のための基盤整備推進事業研究報告書，2002.

　このような施設基準は、「関連職種と共同して行う」を含め、この後、外来での看護にかかわる多くの診療報酬で採用されている。

　その後、抗悪性腫瘍剤以外の薬剤が加えられ、施設における薬剤のレジメンに関する取り扱いについての会議開催の頻度なども加わり、施設基準がたびたび変更されてきた。

　令和 2（2020）年改定では、配置する看護師に関して非常勤でも可能となった。

＊　患者ごとに薬剤料が大きく異なっている実態を踏まえ、投薬に係る費用を生活習慣病管理料の包括評価の対象範囲から除外することとなったためである。
＊＊（B000）特定疾患療養管理料の対象疾患から、脂質異常症、高血圧症、糖尿病が削除され、生活習慣病の見直しが行われた。

令和 4（2022）年の改定では、これまでの外来化学療法加算の算定対象から、抗悪性腫瘍剤を注射する場合が別途、B001-2-12 外来腫瘍化学療法診療料として分けられ、新規に評価されることになった（p.120 参照）。抗悪性腫瘍剤以外による場合は、これまでどおり、外来化学療法加算として算定される。点数は、レジメン等や施設基準の変更に伴い、増減がある。

算定件数は右肩上がりで一時期 30 万件/月まで達し、その後、25 万件前後/月で推移していた。抗悪性腫瘍剤に対する外来腫瘍化学療法診療料が別になった令和 4 年では、当然のことながら、大きく減少している。

●平成16（2004）年

平成 16 年の診療報酬改定では、外来での看護にかかわる新規評価はなかったが、次の平成 18（2006）年改定までの間で、社会保険にかかわる看護界の大きな動きがあった。一つは、中央社会保険医療協議会（中医協）の専門委員に、医療の担い手として看護職者が参画するようになったこと、もう一つは平成 17（2005）年 7 月に、看護系学会等社会保険連合が設立されたことである（図 5-3）。看護職者は、それまで、医師集団のような社会保険連合団体（内科系社会保険連合、外科系学会社会保険委員会連合）をもっていなかった。この看護系学会等社会保険連合の設立以降、診療報酬と介護報酬にかかわる看護職者の活動は大きく進展していくことになる。

●平成18（2006）年

ウイルス疾患指導料 2 加算、喘息治療管理料 1 加算、ニコチン依存症管理料の 3 項目が新設された。

（B 001・1 ロ）ウイルス疾患指導料 2 加算

適応は HIV 感染/AIDS 患者である。当時の抗ウイルス薬の特徴（1 日複数回の定時服用、大きな剤形、副作用など）から、服薬アドヒアランス向上ための支援が最重要として評価された。通称、チーム医療加算（220点）と呼ばれ、医師、看護師、薬剤師、社会福祉士または精神保健福祉士の配置が求められた。看護師については、HIV 感染者への看護経験 2 年以上の専従配置が求められた。その施設基準の厳しさから看護師の配置が進まず、診療報酬算定上の困難があり、算定件数は平成 22（2010）年までは 1,500 件/月で推移していたが、平成 23（2011）年には約 4,200 件/

月と急増した。最近は5,000件／月で推移している。これは、「エイズ予防指針」の見直し（平成23年)*や、関係学会による人材育成の動きと連動しており、コーディネーターナースの専従配置が進んだことが背景にあると考えられる（第3章第2節参照）。

令和2（2020）年には、配置する看護師について、専従から専任へと要件が緩和され、算定件数がさらに増加して6,000件超／月で推移している。

令和4（2022）年には、初めて月に1回の注射薬（筋肉注射）も承認され、HIV感染／AIDS患者の看護が新たな時代を迎えることになった。

（B 001・16）喘息治療管理料1加算（重度喘息患者治療管理加算）

重症度の高い20歳以上の喘息患者で、年に3回以上の緊急入院歴がある場合が適応である。専任の看護師あるいは准看護師を常時1人以上配置し、患者からの問い合わせなどに24時間対応でき、緊急入院受け入れ体制が確保され、在宅における諸計器の使用・薬物療法などについて文書や電話による指導が行われることが求められる。

新規評価後、しばらく算定がなかったが、現在まで、少数ながら算定されている。算定数が少ない理由として、施設基準が厳しく、基準に見合う点数になっていないこと、喘息の治療が進歩し、年3回以上の緊急入院が減少していることなどが考えられる。

（B 001-3-2）ニコチン依存症管理料

喫煙はあらゆる疾患への影響がある。特に発がんへの影響が問題であり、がん対策の一環として新設された。禁煙希望のあるニコチン依存症と診断された35歳以上で、一日の喫煙本数×喫煙年数＝200以上の患者が適応である。看護職者についての施設基準は、専任の看護師あるいは准看護師1名以上を配置することである。平成24（2012）年にがん対策として喫煙者4割減少が目標として掲げられ、平成28（2016）年にはこの項目の適応対象が未成年も含め35歳未満に拡大された**。

平成30（2018）には、健康増進法改正により、受動喫煙対策が厳しくなり、医療機関はそれまでの施設内禁煙から敷地内禁煙となった。

令和2年改定では加熱式タバコも対象となった。

---

* コーディネーションを担う看護師等の育成を推進し、中核拠点病院への配置を推進することが目指された。
** 平成27（2015）年12月のがん対策加速化プランによる。

算定件数は、近年は3万〜2万件/月と漸減傾向で、令和4年度は約3,000件と急減した。その理由には2021年7月以降の医療用禁煙補助薬の出荷停止がある。

●平成20（2008）年

　このときの改定では、糖尿病合併症管理料の評価と難病患者リハビリテーション料の看護にかかわる施設基準の変更がある。

　この改定に至るまでに、以下のような大きな動きがあった。平成18年に医療法第五次改正が行われ、翌19年に施行された。質の高い医療が適切に受けられる体制構築として、医療に関する情報提供推進、医療計画制度の見直し（4疾病*5事業の具体的な医療連携体制）などを通した医療機能の分化・推進が掲げられた。

　また、平成19年の暮れも押し迫った時期に、当時の政府の規制改革会議の提言を受けて、厚生労働省医政局長通知（第1228001号）「医師及び医療関係職と事務職員等との間等での役割分担の推進について」が出された。その中で、医師と看護師等との役割分担に関する例として挙げられた「患者・家族への説明」（コラム③参照）は、それまでも看護教育の中で取り上げられ、現場でも患者教育・指導の一環として実践されていたであろう看護の役割を、公的な文書として明記した、という点で重要と考えられる。特に、入院期間の短縮を背景として、その後の外来での看護を評価する診療報酬に通底する事柄と言えよう。

（B 001・20）糖尿病合併症管理料

　糖尿病は、前述の医療法第五次改正にもとづく医療計画制度で取り上げられた4疾病の一つである。診療報酬改定の前年、医療費全体に占める生活習慣病関連の割合が高いため、糖尿病関連の領域が評価される動きがあり、種々の糖尿病合併症のうち、足病変については予防の効果があるとして評価された。

　糖尿病治療および糖尿病足病変の診療経験のある専任医師またはその指示を受けた専任常勤看護師が足病変の予防法の提供と教育を行った場合に算定できる。その看護師には、当該経験5年以上で、「適切な研修」を修

＊　がん、脳卒中、急性心筋梗塞、糖尿病。平成24（2012）年には、精神疾患を加えて「5疾患」となった。

了していることが求められている。

　なお、平成30年の改定により、看護師の配置要件が非常勤でも可と緩和された。

　令和2年改定での医師の指示に関する変更については、在宅療養指導料と同様である（p.118参照）。

③医師及び医療関係職と事務職員等との間等での役割分担の推進について

　厚生労働省医政局長通知（第1228001号）は、「良質な医療を継続的に提供していくという基本的考え方のもと、医師、看護師等の医療関係職の医療の専門職種が専門性を必要とする業務に専念することにより、効率的な業務運営がなされるよう、適切な人員配置の在り方や、医師、看護師等の医療関係職、事務職員等の間で適切な役割分担がなされるべき」というもので、背景には、医師の業務が極めて厳しい勤務環境にあり、医師でなくても対応可能な業務まで行っているとの指摘、また、看護師等の医療関係者については、その専門性を発揮できていないとの指摘もある、としていることがある。

　医師と看護師等の医療関係職との役割分担の具体例として8項目が挙げられ、その中でも医師と看護師の役割に関するものとして、以下の5項目がある。
1) 薬剤の投与量の調整
2) 静脈注射
3) 救急医療等における診療の優先順位の決定
4) 入院中の療養生活に関する対応

5) 患者・家族への説明

　この中で、本書の趣旨からは、特に5)に注目したい。これには、「医師の治療方針の決定や病状の説明等の前後に、看護師等の医療関係職が、患者との診察前の事前の面談による情報収集や補足的な説明を行うとともに、患者、家族等の要望を傾聴し、医師と患者、家族が十分な意思疎通をとれるように調整を行うことで、医師、看護師等の医療関係職と患者、家族等との信頼関係を深めることが可能となるとともに、医師の負担の軽減が可能となる」「高血圧性疾患、糖尿病、脳血管疾患、うつ病（気分障害）のような慢性疾患患者においては、看護職員による療養生活の説明が必要な場合が想定される。…中略…医師の治療方針に基づき看護職員が療養生活の説明を行うことは可能であり、…中略…効率的な外来運営が行えるとともに、患者のニーズに合わせた療養生活の援助に寄与できるものと考える」と記されている。

http://www.mhlw.go.jp/stf/shingi/2r985
　20000025aq3-att/2r98520000025axw.
　pdf

算定件数は直線的に増加し、最近は 20,000 ～ 23,000 件前後（月）で推移している。

（H 006）難病患者リハビリテーション料

平成 8（1996）年に評価された項目で、当時の施設基準では、理学療法士あるいは作業療法士であったが、平成 20 年の改定で看護師の配置が必須として追加・明記されたものである。算定対象は膠原病や神経難病などの患者で、要介護者および準要介護者である。社会生活機能の回復を目的とし、リハビリテーションはグループごとに行われるが、実施時間は一人当たり 1 日につき 6 時間が標準とされている。食事を提供する場合もある、とされている。

このように長時間に及ぶことから、リハビリテーション実施前・中・後に療養上の世話として、看護師による観察やケアが欠かせないことによると考えられる。

平成 22（2010）年には、退院後の患者に対して、短期集中リハビリテーション加算が認められた。

算定件数は数百件／月（上記加算は 2 桁～ 0 件／月）で推移している。

●平成 22（2010）年

このときの改定で新規に評価されたのは 2 項目で、いずれも、がんにかかわる項目である*。国民の 2 人に 1 人が罹患し、3 人に 1 人の死因となっている状況に対応している。さまざまな臓器に発生する多様ながんに対し、進行度に応じたさまざまな治療・対応があり、患者、家族が納得して治療・療養を選択できるように、そして、がん特有の手術にともなう術後の障害を予防できるように支援することにかかわるものである。

（B 001・23）がん患者指導管理料

平成 22 年当初の名称はがん患者カウンセリング料であった。悪性腫瘍と診断された患者に対して、医師と看護師が必要に応じてその他の職種と共同して診療方針について話し合い、内容を文書等で提供し、十分な理解が得られた場合に算定できる。がん診療経験のある医師と、がん患者看護の経験のある専門研修を修了した専任の看護師が、プライバシーが確保さ

---

* 平成 18（2006）年にがん対策基本法が制定され、翌年 4 月に施行された。平成 19（2007）年 6 月にはがん対策推進基本計画が策定され、5 年ごとに見直されている。

れた場所で対応することが求められている。

　平成 26 年に名称ががん患者指導管理料に変更になり、1、2、3 に分かれた。1 は、それまでのがん患者カウンセリング料と同じである。2 は、がんカウンセリング料に含まれていた内容が別に取り出されて評価されたものである。医師または看護師が心理的不安を軽減するための面接（不安軽減の面接）を行った場合で、患者 1 人につき 6 回に限り、算定できる。3 は、医師または薬剤師が抗悪性腫瘍剤の投薬または注射の必要性等について文書により説明を行った場合、である。

　平成 30 年には、上記の 1、2、3 が、イ、ロ、ハに変更になった。ロに関しては、令和 4 年改定で担当者に公認心理士が加わった。

　算定件数は、イではほぼ直線的に増加し、最近では 13,000 件超/月となっている。ロも同様に直線的な増加を示し、16,000 件/月に近づいている。

（B 001-7）リンパ浮腫指導管理料

　リンパ節郭清（腋窩、骨盤部あるいは鼠径部）を行うがん患者に、医師、専任の看護師・理学療法士もしくは作業療法士がリンパ浮腫の予防法を説明・指導するもので、術前と退院後にそれぞれ 1 回算定できる。

　令和 2 年改定で対象に原発性リンパ浮腫と診断された患者が追加された。

　算定件数は、最近では 3,500 件前後／月で推移している。

　なお、この診療報酬は、あくまでも予防のためのものであり、すでにリンパ浮腫を発症している患者に対しては、平成 28（2016）年に後述のリンパ浮腫複合的治療料が評価されることになった。

●平成 24（2012）年

　この改定では、診療報酬改定の趣旨*に添って多くの行為が評価され、外来での看護にかかわるものでは、下記の 4 項目が新設された。また、在宅療養指導料の算定対象とされている［在宅療養指導管理料算定患者］となる新規の〈（C）在宅療養指導管理料〉の項目が大幅に増えたのもこのときで（表5-3）、合わせると、過去にない数の新規評価となった。

＊　在宅医療の推進、病院勤務医等の負担軽減、多職種によるチーム医療の推進、および医療技術の適切な評価

（B 001・24）外来緩和ケア管理料

　がん性疼痛のある、麻薬を投与している外来患者に専従の緩和ケアチーム（病棟の緩和ケア診療加算のチームとの兼任可）が対応した場合に算定できる。看護師には、専従常勤、がん看護経験 5 年以上、6 ヵ月以上の研修修了が求められている。

　平成 30 年の改定により、専従はチーム内のいずれか 1 人でよく、またチームが対応する患者数が 1 日 15 人以内である場合は、いずれも専任で差し支えないとされた。令和 2 年改定では、対象が拡大され、後天性免疫不全症候群、末期心不全の患者が加わった。

　算定件数は直線的に増加し、最近は、1,200 件超／月となっている。

（B 001・25）移植後患者指導管理料

　臓器移植後と造血幹細胞移植後の患者に、それぞれの診療に係る専任のチーム（医師、看護師で構成）による医学管理を行った場合に算定できる。看護師には 2 年以上の当該経験と所定の研修修了が必要である。

　算定件数は、最近では臓器移植後が 1 万件超／月、造血幹細胞移植後が 2,000 件前後／月で推移している。

（B 001・27）糖尿病透析予防指導管理料

　糖尿病性腎症が透析導入原疾患の首位を占めてきていることから、医療費に占める透析費用の抑制には、糖尿病性腎症の抑制・進展防止が効率的であるとして評価された。HbA1c 6.5 以上（NGSP 値）で腎症 2 期*以降の患者（インスリン使用・非使用を問わず）が適応である。専任の医師、保健師または看護師、および管理栄養士からなる透析予防診療チームの設置等が求められ、看護職者には適切な研修修了あるいは当該看護従事経験（保健師は 2 年以上、看護師は 5 年以上）が必要である。

　平成 28 年（2016）年には、腎症が重症化し、透析導入となることを防ぐため、一定以上の成果を出している医療機関に対し、腎不全期の患者に対する運動指導を行った場合の加算（腎不全期患者指導加算）が認められた。また、保険者による保健指導への協力が追加され、患者の同意を得て行う

＊　令和 5 年に、糖尿病性腎症の病期にかかわる表記の変更があり、「微量アルブミン尿期（第 2 期）」となった。診療報酬名との関係を考慮し、カッコ内に（第 2 期）として示されることになった。
　　委員会報告：糖尿病性腎症病期分類 2023 の策定、日腎会誌　2023；65（7）：847-856.

こととされた（p.102 参照）。この保険者への協力は、保健事業と医療提供の連携による疾患の重症化予防策として位置づけられている。

平成 30 年改定では、医療法改正を受けて加算の対象が拡大し（eGFR 30 → 45 L/分/1.73 m² 未満）、名称も高度腎機能障害患者指導加算と変更された。

令和 2 年改定での医師の他職種への指示に関する変更については、在宅療養指導料の場合と同様である（p.118 参照）。

算定件数は病院と診療所を合わせて 10,000 件前後/月で推移している。

（B 001-2-8）外来放射線照射診療料

外来患者の放射線治療に対し、放射線治療医、専従の看護師・診療放射線技師がそれぞれ 1 名以上勤務しており、2 日目以降の看護師・診療放射線技師等による患者の観察が行われることを要件に評価された。照射初日以降の放射線治療医の診察は週 1 回でも、その間に看護師などによる観察が行われれば、安全に治療ができると判断されたことによる。がんの治療手段として有効であるのにもかかわらず、欧米に比して遅れが指摘されている放射線照射の増加を促す趣旨と考えられる。

算定件数は病院が圧倒的に多く、診療所を合わせてほぼ 16,000 件／月で推移している。

●平成 26（2014）年

わが国の高齢化問題として、2025 年には戦後のベビーブーマーが後期高齢者となることにともなう諸問題を総称した「2025 年問題」が 2012 年から検討されてきており、医療供給体制の整備と、地域包括ケアシステムの構築が図られることになった。平成 26（2014）年 6 月には医療法第六次改正として、「地域における医療および介護の総合的な確保を推進するための関係法律の整備等に関する法律（医療介護総合確保推進法）*」が公布された（図 5-3）。この法律の趣旨は診療報酬改定にも反映されており、外来での看護に関しても、その趣旨にかかわる新規評価があった。

このときに加わったのは、以下の項目である。

---

*　看護師による「特定行為」についてもこの法律の中で扱われ、あわせて保健師助産師看護師法が改正された。看護師が行う「特定行為」については、すでに特掲診療料の中で医師が行う行為として評価されているものであり、別途、診療報酬が算定されるものではない。

（B 005-1-3）介護保険リハビリテーション移行支援料

外来で維持期の疾患別リハビリテーション料（うち、脳血管疾患、運動器のリハビリテーション料）を算定している患者について、介護施設等で、介護保険によって通所リハビリテーションを継続することができるように支援する場合に適用された。医師または医師の指示を受けた看護師、社会福祉士等が介護支援専門員等と連携して行った場合である。

平成28年改定により、対象に廃用症候群リハビリテーション算定患者が追加された。

算定件数は、評価後を通してみると少しずつ減少している。理由として、医療保険から介護保険に移行することによって、医療提供施設としては減収となることが考えられる。リハビリテーションの財源を介護保険に移して医療費の縮減を狙う国の政策が、個々の施設のレベルでみると収入減につながるという、診療報酬制度にかかわる重要な問題を提起している。

●平成28（2016）年

平成26年に引き続いて地域包括ケアシステム推進と、外来医療の機能分化が打ち出され、紹介状なしの大病院（特定機能病院および一般病床500床以上の地域医療支援病院）受診時の定額負担が導入された。

外来での看護にかかわる評価は以下のとおりである。

（H 007・24）リンパ浮腫複合的治療料

適応は、リンパ浮腫指導管理料の対象となる腫瘍の術後にリンパ浮腫を発症した患者である。専任の医師またはその指導下で、専任の看護師、理学療法士もしくは作業療法士など*が行うことができる。平成22年に評価されたリンパ浮腫指導管理料では、浮腫の軽減を図るための複合的治療に対応できなかったため、評価に至った。

この項目では、浮腫軽減のための施術とあわせて、患肢のスキンケアや体重管理などのセルフケア指導を適切に組み合わせることとされている。

算定件数は、ほぼ右肩上がりに増加し、最近では23,000件超／月となっている。

---

* 　あん摩マッサージ指圧師も要件を満たせばできるが、本書では割愛する。

●平成30（2018）年

　平成 30 年の改定は介護報酬との同時改定であり、医療と介護の連携が一層重視され、以下の 3 点が基本認識として挙げられた。

- 人生 100 年時代を見据えた社会の実現
- どこに住んでいても適切な医療・介護を安心して受けられる社会の実現（地域包括ケアシステムの構築）
- 制度の安定性・持続可能性の確保と医療・介護現場の新たな働き方の推進

　また、改定の基本的視点と具体的方向性として、以下の 4 点に整理して示された。

1. 地域包括ケアシステムの構築と医療機能の分化・強化、連携の推進
2. 新しいニーズにも対応でき、安心・安全で納得できる質の高い医療の実現・充実
3. 医療従事者の負担軽減、働き方改革の推進
4. 効率化・適正化を通じた制度の安定性・持続可能性の向上

　制度の安定性・持続可能性の確保に関しては、平成 4（1992）年に国民医療費対策として在宅医療の法制化がなされたことは先に述べたが、それ以降も国民医療費は増加の一途をたどり、国民皆保険による医療制度の維持は継続して極めて重要な課題となっている。

　医療資源の効率的活用という視点から、外来医療に関しては機能分化とかかりつけ医機能の評価の拡充が行われるとともに、大病院と診療所等との地域レベルでの連携強化を推進するために、紹介状なしでの大病院の受診時の定額負担の対象医療機関が拡大した。大病院の範囲が、それまでの特定機能病院および一般病床 500 床以上の地域医療支援病院から、特定機能病院および許可病床 400 床以上の地域医療支援病院へと変更された。また、外来における重症化予防の推進が謳われた。

　外来での看護に関しても、上記を受けた新規の評価および既存項目の要件変更・追加（見直し）が多数あった。以下、それらの新規評価・見直しについて紹介する。

（B 001・5）小児科療養指導料（見直しによる担当者、対象についての変更・追加）および人工呼吸器導入時相談支援加算

　生活指導が特に必要な慢性疾患を主病*とする 15 歳未満の入院中以外の者および出生体重が 1500 g 未満であった 6 歳未満の入院中以外の者に対し、患児が通学する場合には学校との情報共有・連携を行うこと、および小児科医の治療計画にもとづき、小児科医以外の医療従事者が指導を行った場合にも算定可能なことが明確化された。人工呼吸管理の適応となる児に関しては、人工呼吸器導入時相談支援加算が 1 回認められる。

　慢性疾患をもちながら地域で生活している児と親への支援は従来、看護もかかわってきたところであり、この見直しによって小児看護、学校保健、地域看護などに携わる看護職者の一層の活躍が期待される。

　この加算は、小児科療養指導料のほか、（B 001・7）難病外来指導管理料でも認められることになった。どちらの場合も、医師および看護師が必要に応じてその他の職種と共同して説明・相談を行った場合である。

　人工呼吸器導入時相談支援加算のこれまでの算定件数は、小児科療養指導料では 1 件前後/月、難病外来指導管理料では 15 件前後/月で推移している。

（B 001・29）乳腺炎重症化予防ケア・指導料

　乳腺炎が原因となって母乳育児に困難をきたしているものに対して、医師または助産師が乳腺炎の包括的なケアおよび指導をした場合に算定できる。1 回の分娩につき 4 回まで算定できる。この項目に該当する助産師には、当該経験 5 年以上であって、助産に関する専門の知識や技術があることについて医療関係団体等から認証されていること**、専任で対応することが求められている。

　助産師による行為は、妊娠・出産という生理的な現象に対応するものとして従来、医療保険の範疇とされてこなかった（重篤な乳幼児の訪問看護に関して、医療機関の助産師が同行訪問する場合や周産期医療センターでの助産師配置などを除く）。この乳腺炎重症化予防ケア・指導料は、その

---

* 　詳細は割愛するが、脳性麻痺をはじめとする 11 疾患および児童福祉法 6 条の 2 第 1 項に規定する小児慢性特定疾病が該当する。

** Clinical Ladder of Competencies for Midwifery Practice, CLo CMiP®

意味で、助産師が行うことができる行為として評価されたもので、前述の（B 001・13）在宅療養指導料の担当者として加わったことや、後述する（B 005-10）ハイリスク妊産婦連携指導料と合わせて、特筆に値することと言えるだろう。1回の分娩につき、4回まで算定できる。

　令和6（2024）年の改定で、イ 乳腺炎重症化予防ケア・指導料1およびロ 乳腺炎重症化予防ケア・指導料2となった。イは、これまでどおりである。ロのケア・指導料2は、乳腺膿瘍切開術を行ったことに伴い母乳育児に困難をきたしているものに対し、医師または助産師が膿瘍切開創の管理を含む乳腺炎に係る包括的なケアおよび指導を行った場合で、1回の分娩につき8回まで算定できるとされた。

　算定件数は、病院と診療所でほぼ同じように算定されており、初回と2〜4回目と合わせて、4,000〜5,000件弱／月で推移している。

（B 001-2-9）地域包括診療料（見直しによる看護師等の役割拡大）

（B 001-2-10）認知症地域包括診療料（見直しによる看護師等の役割拡大）

　地域包括診療料は平成26（2014）年の医療法第六次改正と同時期に、外来の機能分化の観点から、200床未満の病院と診療所を対象に、地域包括ケアシステム構築の要となる地域のかかりつけ医を増やすことを意図して新規評価された。対象患者は、高血圧症、糖尿病、脂質異常症および認知症の4疾病のうち、2つ以上を有するものであった。

　令和4年改定では、かかりつけ医機能の評価を推進する目的で慢性心不全、慢性腎臓病が対象に追加された。2つ以上を有するものという点に関しては、変更はない。

　認知症地域包括診療料は、平成28年に、その前の改定で新設された地域包括診療料と同じ趣旨で評価された。対象は認知症以外に1以上の疾患を有する患者で、多剤を処方されていない場合*である。

　これらの2項目では、もともとは、患者の受診医療機関や処方薬の把握を医師が行うことが要件であったが、平成30年にその負担を軽減するために、医師の指示を受けた看護師等もその把握ができることが明文化された。令和4年には、服薬、運動、栄養などの療養上の指導は、必要に応じ、

---

*　1処方につき5種類を超える内服薬が投与されている場合、および1処方につき、抗うつ薬、向精神薬、抗不安薬または睡眠薬を合わせて3種類を超えて投薬を行った場合のいずれにも該当しないものに限る。

医師の指示を受けた看護師や管理栄養士、薬剤師が行っても差し支えないとされた。

　令和6年改定では、算定要件に追加があった。介護支援専門員および相談支援員との相談に応じること、「人生の最終段階における医療・ケアの決定プロセスに関するガイドライン」*等の内容を踏まえた適切な意思決定支援に係る指針を作成すること、家族や家族からの求めに応じ、文書を用いた適切な説明を行うことが望ましいことなどが追加された。

　地域包括ケアシステム構築の進展と合わせて、複数の医療機関を受診している患者の処方薬の種類の重複や過量などによる副作用の問題や、残薬の放棄といった医療経済上の損失の問題への対応も進展が期待される。また、拡大された対象を含め、患者に必要な服薬指導を含めた療養生活上の指導や、人生の最終段階における意思決定支援などについて、看護師などが役割を担う意義は大きいだろう。

　これらの項目は基本、医師の診療を評価するものであることから、算定件数については割愛するが、「かかりつけ医」を増加させるという診療報酬の趣旨を反映する件数には至っていない。

（B 001-9）療養・就労両立支援指導料、相談体制充実加算

　平成29（2017）年に、がん対策基本法の一部改正にもとづくがん対策推進基本計画（第3期）が策定された。その目標の一つに、がん患者、家族が安心して暮らせる社会の構築があり、相談体制の充実が挙げられた。それが反映された項目である。

　就労中のがん患者について、患者の同意を得て、主治医による患者の就労先の産業医への情報提供、医師の指示を受けた看護職員あるいは社会福祉士による就労上の留意点に関する指導、患者の就労先の産業医による助言を踏まえて治療計画の見直しが行われる場合とされた。

　相談体制充実加算の要件は、相談窓口を設置し、専任の看護職員または社会福祉士を配置し、そのことを周知している場合とされた。

　令和2年改定では、対象に脳血管疾患、肝疾患、指定難病が加わり、適応が拡大した。また、「相談体制充実加算」が「相談支援加算」に変更さ

---

* 　平成19（2007）年厚生労働省発出、平成30（2018）年3月改訂
　　https://www.mhlw.go.jp/file/04-Houdouhappyou-1082000-iseikyoku-Shidouka/00197701.pdf

れた。

　令和4年には、療養・就労両立支援指導料および相談支援加算の担当者に関して、精神保健福祉士または公認心理士が加わった。また、両立に必要な情報の提供先に、当該患者が勤務する事業場の衛生管理者が追加された。

　がんおよび追加された疾患の治療後に、あるいは治療にともなう副作用に対処し、外来に通院しながら就労している人々への支援は、関連する疾患をもつ患者に対する看護の重要な領域である。がんなどの治療成績の向上にともない、患者の生活基盤を支えていく活動として、ますます求められることになるだろう。

　算定件数は、最近では、療養・就労両立支援指導料は110件前後/月、相談支援加算は60件前後/月である。

（B 005-10）ハイリスク妊産婦連携指導料1

　精神疾患のある妊婦または出産後2月以内であるものに、産科または産婦人科を担当する医師および保健師、助産師または看護師が共同して精神科または心療内科および市町村または都道府県と連携し、診療および療養上必要な指導を行った場合に算定できる。患者の同意を得て医師の指示にもとづき、看護職者が概ね1月に1回、患者の心理的不安を軽減するための面接、療養上の指導を行う。

　概ね2月に1回、上記の関係者および必要に応じて精神保健福祉士、社会福祉士、公認心理士等によるカンファレンスが開催されていることとされている。

　令和2年改定により、上記の「市町村または都道府県」が削除されたが、関係者のカンファレンスには参加が求められている。

　令和4年改定で、精神疾患が疑われるもの（メンタルヘルスのスクリーニングによる）も対象となった。

　算定件数は令和2年改定による担当者の要件緩和後、令和4年では300件/月に近くなっている。

（C103）在宅酸素療法指導管理料　遠隔モニタリング加算

　頻回の外来受診が困難な、COPD（慢性閉塞性肺疾患）の病期Ⅲ期以上の患者に対して、受診と受診の間に遠隔モニタリングを用いて療養指導

を行った場合の加算である。呼吸器科について十分な経験（3年以上）を有する看護師を配置することが求められている。情報通信機器を用いて血圧、脈拍、酸素飽和度などをモニタリングし、適切な指導・管理を行い、状況に応じて療養上必要な指導を行った場合である。

　令和2年改定で、モニタリング項目が一部変更され、血圧に代わり、機器の使用時間および酸素流量となった。

　在宅酸素療法指導管理料の算定患者は、もともと、在宅療養指導料の対象である（p.96 **表5-3** 参照）。したがって、この加算に関しては、呼吸器科外来や在宅酸素療法（HOT）外来などで在宅療養指導料によって患者の指導にあたっている看護師が、この遠隔モニタリング加算にかかわる業務にプライマリ・ナースとしてあたることが、ケアの継続性・質の担保という点から考慮されるべきであろう。

　また、この加算は、外来看護に関して遠隔看護（tele-nursing）が初めて認められた画期的な項目と言える。

　算定件数は最近では10件前後/月である。

　なお、平成30年改定以降、複数のオンライン診療料およびオンライン医学管理料が一定の条件を満たすことを前提に認められた。その中には、これまで取り上げてきた外来での看護にかかわる項目がある。小児科療養指導料、生活習慣病管理料、糖尿病透析予防指導管理料などである。患者の支援にあたっては、オンラインを活用した診療の活用も視野に入れていく必要がある。

●令和2（2020）年

　改定にあたっての基本認識は、平成30年改定で挙げられたことがほぼ引き継がれている。基本的視点と具体的方向性に関しても同様に引き継がれており、重要性に関して一部、変更があった。重要課題とされたのは、以下の3点であった。「1. 医療従事者の負担軽減、医師等の働き方改革の推進」「2. 患者・国民にとって身近であって、安心・安全で質の高い医療の実現」では、必要な情報提供や相談支援、重症化予防の取り組みなどが挙げられた。「3. 医療機能の分化・強化、連携と地域包括ケアシステムの推進」では、医療資源の効率的活用という視点から、外来医療に関して機

能分化とかかりつけ医の連携の一層の推進が掲げられた。大病院と診療所等との地域レベルでの連携強化を推進するために、紹介状なしでの大病院の受診時の定額負担の対象医療機関が拡大した（特定機能病院と地域医療支援病院のうち 200 床以上の病院）。400 床以上の病院では外来縮小の取組を計画に含むこととされた。

上記の基本的視点等を受けて、外来での看護にかかわる診療報酬として、以下が新規に評価された。

（B 001・31）腎代替療法指導管理料

趣旨は、血液透析、腹膜透析、腎移植等を含めた腎代替療法について情報提供し、治療方針を選択することで、より早期からの情報提供により生命予後の改善を期待するものである。腎代替療法を必要とすることが予測される外来患者*に医師が看護師と共同して診療方針等について話し合い、文書等で提供した場合、である。看護師には、専任の常勤で、5 年以上医療に従事し、腎臓病患者看護経験 3 年以上が求められる。

算定件数は、最近では約 1,200 件／月であった。

（B 005-9）外来排尿自立指導料

平成 30 年に排尿自立指導料として認められたもの（入院中のみ）が、令和 2 年の見直しで、（A 251）排尿自立指導加算（入院中）と本項目（外来通院患者を対象）に分かれたもので、趣旨は入院中に続く包括的な排尿ケアである。適応は、尿道カテーテル抜去後に、下部尿路機能障害またはそれが予測される患者で、A 251 と通算して 12 週までである。

排尿ケアチームの看護師には当該看護従事経験 3 年以上に加え、所定の研修修了が求められている。

算定件数は、最近では約 1,200 件／月であった。

令和 2 年度に目立ったこととして、Covid-19 感染の拡大により、オンライン診療の新規承認が急増し、初診から可となったことがある**。

---

* 慢性腎臓病の患者で 3 月前まで 2 回続けて eGFR（ml／分／1.73 m²）が 30 未満、あるいは急速進行性糸球体腎炎等で、不可逆的に慢性腎臓病に至ると判断される場合。
** その後、令和 5 年 5 月 8 日から Covid-19 の感染症法の位置づけが 2 類から 5 類に変更されたことを受け、診療報酬上の特例が見直された。

●令和4（2022）年

　令和4年改定における基本認識および基本的視点と具体的方向性について、それまで挙げられていたことに加え、新興感染症等にも対応できる医療提供体制の構築など医療を取り巻く課題への対応が挙げられた。医師等の働き方改革については引き続き重要課題とされた。

　これまで継続して進められてきた外来医療の強化、機能分化についても一層の推進策がとられた。令和3年の医療法改正および医療法施行規則改正にもとづき、外来機能報告制度が打ち出され、令和4年4月から施行されることになった。地域における外来医療にかかる病院および診療所の機能分化および連携の推進のため、医療機関が外来医療の実施状況等を都道府県に報告＊するもので、病院および有床診療所が対象である（無床診療所は任意）。目的は「紹介受診重点医療機関（医療資源を重点的に活用する外来を地域で基幹的に担う医療機関）を明確にし、地域の外来機能の明確化・連携を推進することである。それによって患者の流れをより円滑化し、患者の待ち時間短縮、勤務医の外来負担軽減が図られ、医師の働き方改革への寄与が期待される。

厚生労働省　外来機能について
https://www.mhlw.go.jp/stf/seisakunitsuite/bunya/0000095525_00013.html

　外来での看護にかかわる診療報酬として、以下が新規に評価された。
（B 001-2-12）外来腫瘍化学療法診療料

　外来での抗悪性腫瘍剤の副作用管理体制の整備の一環として、従来の（G）外来化学療法加算から、別途、抗悪性腫瘍剤を使用する場合を、医学管理等の中に位置づけたものである（p.104参照）。

　1　外来腫瘍化学療法診療料、および2　外来腫瘍化学療法診療料2が

＊　報告項目（毎年度）は、（1）医療資源を重点的に活用する外来（重点外来）の実施状況（悪性腫瘍手術の前後の外来、外来化学療法・外来放射線治療の算定件数など）、（2）重点医療機関となる意向の有無、（3）地域の外来機能の明確化・連携の推進に必要な事項（紹介・逆紹介の状況、外来における人材の配置状況：看護師、CNS、CN、特定行為研修修了者など、PT・OT・ST、薬剤師、管理栄養士など）、外来・在宅医療・地域連携の実施状況等などである。これらの報告を踏まえ、「地域の協議の場」で協議し、協議の整った医療機関を都道府県が「紹介受診重点医療機関」として公表する。このことにより、200床以上の「紹介受診重点医療機関」には、診療報酬上、紹介状なしで受診する場合の定額負担徴収義務、入院診療加算の算定、連携強化診療情報提供料の算定といったメリットがある。
　なお、本制度はエビデンスにもとづく制度といわれ、さまざまな診療行為の報告算定件数はNDB（p.212の資料1参照）による。

あり、いずれもイ、ロがある。イは抗悪性腫瘍剤を投与した場合、ロは抗悪性腫瘍剤の投与その他必要な治療管理を行った場合（当該化学療法又は治療に伴う副作用で来院した患者に対し、診察の上、必要に応じて速やかに検査、投薬等を行う体制があること）である。

1は、その施設に化学療法のレジメンの妥当性を評価し、承認する委員会があって、登録されたレジメンを用いた場合である。

令和6（2024）年改定では、上記の1、2以外に、3　外来腫瘍化学療法診療料3が新設された。この3は、外来腫瘍化学療法診療料1の届け出を行っている他の保険医療機関との連携により、緊急時の有害事象等の診療ができる連携体制を確保している場合である。

また、1の施設基準の要件に、「がん患者指導管理料のロの届け出を行っていることが望ましい」ことが追加された。これは、がん治療に伴う患者の不安に対応する体制が整っていることを求めるものであり、がん看護における看護師の役割が評価されていることを示すものであろう。

（B 001・33・イ）生殖補助医療管理料1

当時の政権の強い意向で、（B 001・32）一般不妊治療管理料と同時に評価に至ったものである。入院中の患者以外の不妊症の患者（43歳未満）が対象で、（B 001・32）一般不妊治療管理料による診療が功を奏しない場合である。施設基準として、生殖補助医療にかかわる医師等以外に、患者からの相談に対応するために、看護師、公認心理士等の専任担当者の配置が必須となっている。

（B 001・34 ハ）二次性骨折予防継続管理料3

大腿骨近位部骨折に対する手術を行った患者で、骨粗鬆症の治療による二次性骨折の予防を目的として、骨粗鬆症の評価及び治療を行った場合である。入院中の患者に対しては、（B 001・34 イ）が適用される。退院後に継続して必要とする入院中の患者以外の患者には、この（B 001・34 ハ）が適用される。

骨粗鬆症の診療を担当する専任の常勤医師、専任の常勤看護師、専任の常勤薬剤師の配置が求められ、連携して診療を行う。

●令和6（2024）年

この年の診療報酬の改定は、介護報酬および障害福祉サービス等報酬の

同時改定で、改定にあたっての基本認識は以下の4点であった。

- 物価高騰・賃金上昇、経営の状況、人材確保の必要性、患者負担・保険料負担の影響を踏まえた対応
- 全世代型社会保障の実現や、医療・介護・障害福祉サービスの連携強化、新興感染症等への対応など医療を取りまく課題への対応
- 医療DXやイノベーションの推進による質の高い医療の実現
- 社会保障制度の安定性・持続可能性の確保、経済・財政との調和
  改定の基本的視点として、以下の4点が示された。

1. 現下の雇用情勢も踏まえた人材確保・働き方改革等の推進
2. ポスト2025を見据えた地域包括ケアシステムの深化・推進や医療DXを含めた医療機能の分化・強化、連携の推進
3. 安心・安全で質の高い医療の推進
4. 効率化・適正化を通じた医療保険制度の安定性・持続可能性の向上
   外来での看護にかかわる診療報酬として、以下が新規に評価された。

（A001）再診料の加算：看護師等遠隔診療補助加算

医療DXを活用した診療体制の整備の評価である。へき地診療所等の医師が、患者が看護師等といる場合のオンライン診療（D to P with N）を行った場合に診療報酬を認めるものである。

患者が看護師といることにより、医師が患者の状態把握を確実に行えるとともに、医師の指示について患者がきちんと理解できるように支援することで、診療の質が向上するとともに患者が安心して療養に臨めることが期待される。

（B001・38）慢性腎臓病透析予防指導管理料1・2

慢性腎臓病の重症化予防により、透析医療に伴う医療費の縮減を狙いとしている。1と2の違いは、指導開始から1年以内、あるいは1年を超えた場合である。医師、看護師又は保健師及び管理栄養士からなる透析予防診療チームの設置が求められ、看護職者には当該看護従事経験（看護師は5年以上、保健師は2年以上）が必要である。また、所定の様式を用いて、患者の人数、状態の変化等について、報告を行うことが求められている。

透析導入原疾患の首位を占める糖尿病性腎症に関してはすでに診療報酬および加算が評価されており、この慢性腎臓病透析予防指導管理料の新規

評価によって透析予防の対象が網羅されたことになる。透析医療費の一層の縮減が期待される。

4 外来での診療報酬行為における看護の課題

　前項で解説した診療報酬の各項目は、看護の課題によって3つに大別できる。1. 医療提供施設以外の場での自己管理の支援が中心となるもの、2. 医療提供施設（外来）での治療・訓練の実施と管理に加えて帰宅後の自己管理支援が重要であるもの、3. 説明・情報提供などによる不安軽減および意思決定の支援にかかわるものである（表5-4）。この3つは相反するものではなく、相互に他の要素を含んでいるが、主たる課題という視点で分けたものである。以下、各課題にかかわる診療報酬にはどのようなものがあるかを考えてみる。

1 ｜ 医療提供施設以外の場での自己管理の支援が中心になるもの

　これには在宅療養指導料をはじめとして、多くの項目が該当すると考えられる。ここでの看護の課題は、以下のようにまとめることができる。

　医療処置が外来で導入される場合は、自己決定支援から始まる。医師が患者に行う説明を受けて、再度あるいはよりわかりやすく患者および家族が理解できるように伝え、患者が決定できるように支えることである。すでに、入院中や外来で導入されている場合は、その医療処置に対する患者の気持ちを把握し、負担感情がある場合はそれを軽減する策を患者と一緒に相談する。

　表5-4の上段に示した行為では、その人が必要とする医療処置を生活の中に織り込んで、社会や家庭での役割遂行・維持ができ、精神健康を含めて保てるように支援することが中心になる。食べたり、飲んだり、息をしたりといった行動は、当然のことながら、患者に代わって看護師ができることではなく、看護師は患者の人々がそれらをする手伝いをするものである。ここで、V. ヘンダーソンの有名な "With the patient, not for the pa-

表 5-4　看護の役割から見た診療報酬行為の課題（令和 6 年現在）

診療報酬*	行為の課題
B 001・1　ウイルス疾患指導料 2 加算 B 001・5　小児科療養指導料 B 001・13　在宅療養指導料 B 001・16　喘息治療管理料 1 加算 B 001・20　糖尿病合併症管理料 B 001・25　移植後患者指導管理料 B 001・27　糖尿病透析予防指導管理料 B 001・37　慢性腎臓病透析予防指導管理料 B 001-2-9　地域包括診療料 B 001-2-10　認知症地域包括診療料 B 001-7　リンパ浮腫指導管理料 B 001-3　生活習慣病管理料（Ⅰ）（Ⅱ） B 001-3-2　ニコチン依存症管理料 B 001-9　療養・就労両立支援指導料 C 103　在宅酸素療法防指導管理料 　　　　遠隔モニタリング加算	医療提供施設以外の場での自己管理の支援が中心 医療処置を取り込んだ生活（療養行動）の自己管理 社会生活/精神健康の維持等 看護師の姿勢（心構え） 「看護師（私）は患者（あなた）に代わって食べたり息をしたりはできませんが、あなたが食べたり息をしたり、注射をしたりするお手伝いはできます」 （V. Henderson：“With the patient, not for the patient”, in Basic Plinciples for Nursing Care）
B 001・24　外来緩和ケア管理料 B 001・29イ、ロ　乳腺炎重症化予防ケア・指 　　　　導料 1、2 B 001・34　二次性骨折予防継続管理料 3 B 001-2-8　外来放射線照射診療料 B 001-2-12　外来腫瘍化学療法診療料 B 005-9　外来排尿自立指導料 H 006　難病患者リハビリテーション料 H 007-24　リンパ浮腫複合的治療料 G 001〜006　外来化学療法加算	医療提供施設（外来）での治療・訓練の実施と管理に加え、帰宅後の自己管理支援 ○継続を要する治療・処置の実施 ○治療後の副反応・副作用の観察 ○症状への対応・緩和の支援 ○栄養・食事摂取の工夫 ○社会生活・精神健康の維持 治療の場として外来が重視される→増加の方向
B 001・5、B 001・7　人工呼吸器導入時相談 　　　　支援加算 B 001・23　がん患者指導管理料 イ B 001・23　がん患者指導管理料(不安軽減 　　　　の面接) ロ B 001・31　腎代替療法指導管理料 B 001・33・イ　生殖補助医療管理料 1 B 001-9　療養・就労両立支援指導料 相談 　　　　支援加算 B 005-1-3　介護保険リハビリテーション移 　　　　行支援料 B 005-10　ハイリスク妊産婦連携指導料 1	説明・情報提供などによる不安軽減、意思決定支援 患者の主体性を尊重 ○治療法・技術の進歩にともなう選択肢の拡大 →意思決定支援が重要 ○リハビリの場の確保、リハビリの継続支援 →身体機能の維持・改善

*：本表では主たる役割として、右のいずれかに大別した。A001 再診（看護師等遠隔診療補助加算）は診療の体制整備にかかわるものであるため、含めていない。

tient”*というフレーズが思い浮かぶだろう。

....
* 　このフレーズを小玉香津子先生は「患者と一緒に行うのであり、患者に代わって行うのではない」と訳された。看護の基本的態勢を示すフレーズが明快な日本語訳によって伝わってくる。改めて、記憶にとどめて患者の人々に対応したいものである。

2 ｜ 医療提供施設（外来）での治療・訓練の実施に加えて帰宅後の自己
　　管理支援が重要であるもの

　外来での治療・訓練の実施・管理は当然のことながら、それ以上に重要になるのは、治療や訓練を終えて帰宅した後の自己管理についての支援である。その具体的な内容は表中に記したとおりであるが、先に述べた自己管理支援にかかわる姿勢（心構え）が、ここでも同様に重要である。

　治療の場としての外来は、外来○○という項目が増えていることから、今後も一層重視されていくことが予測される。治療や訓練の完遂の支援に向けた看護はますます重要になっていくだろう。

3 ｜ 説明・情報提供などによる不安軽減、意思決定支援にかかわるもの

　例えばさまざまながんに対する治療技術の進歩は目覚ましく、また、同じがんでも、ステージによって、あるいは患者の年令や選好によっても治療の選択肢が異なる。それらの選択肢の拡大に対し、何を選択するか（積極的に治療しないことを含め）を決定するための支援が今後一層重要になるだろう。

　また、がんを含め、治療中・後の就労にかかわる支援も、生存率等の向上を背景に必要性が高まるであろう。

　腎代替療法に関しては、早期から働きかけることによって透析導入を遅延させるといわれており、患者の QOL と医療費抑制の点から看護の働きかけが期待される。

　リハビリテーションに関しても、さらなる高齢者人口の増加を背景として、今後、状態の維持・改善のための継続や場の確保に関する支援が求められるだろう。それに加え、一層成果が上がり、安全に遂行されるために看護がかかわったことが評価されるよう、務める必要があるだろう。

　不安軽減および意思決定においては、患者の人々がそれぞれに抱いている自身の不調に対する感情を汲み、その心情を踏まえた適切かつ十分な情報提供にもとづく選択あるいは決定（インフォームド・デシジョン、インフォームド・チョイス）を支える必要がある*。

＊　がんに関して、がん対策推進基本計画（第3期、平成29〜）では、がん相談支援センターの強化が挙げられている。そことの連携も重要である。がんの中には遺伝性のものが一部（5〜10%）あり、遺伝カウンセリングにつなげることも重要である。

平成4(1992)年以降、外来での看護に関する診療報酬上の評価が大きく進んできた。平成13(2001)年の筆者らの全国調査（第2章第2節）の時点では診療報酬がなくても、さまざまな状態に対して外来で看護師が対応していた。患者の窮状やそれに対する看護師の指導に向けた熱意から、対応せざるを得なかったとも言える対象の多くに、制度上は看護が提供できるようになった。

　図5-7では、診療報酬がなくとも看護師が対応していたものの中で、平成13年度以降、現在までに評価された項目を色文字で示した。インスリン非使用糖尿病患者に関しては、糖尿病合併症管理料により足病変のハイリスクがある患者への対応が、また、糖尿病透析予防指導管理料により腎症第2期以降の患者への対応が評価されるようになった。生活習慣病管

COLUMN
④リハビリ実施中に看護職のケアが必要な患者は？

　難病患者リハビリテーション料では、看護師の配置が必須とされているが、それ以外の疾患別リハビリテーション料（心大血管疾患リハビリテーション料、脳血管疾患等リハビリテーション料、廃用症候群リハビリテーション料、運動器リハビリテーション料）と障害児（者）リハビリテーション料は、どれも、c. 看護師もできる、に位置づけられ、看護師の配置が必須とはなっていない（表5-2）。

　難病患者リハビリテーション料に対して看護師配置が必須とされるようになった経緯などについてはすでに述べたが、同様にリハビリテーション実施中の看護師による観察やケアが必要な対象はないだろうか。

　疾患別リハビリテーション料の中の心大血管疾患リハビリテーション料では、看護の視点からのケアが加わることで一層安全にリハビリテーションが行えるとともに、外来患者の回復期リハビリテーションでは

病態の自己管理のためのセルフケア行動の指導が確実に行われるようになることが期待される。同じ疾患別リハビリテーション料の中で、他の3つが介護保険リハビリテーション移行支援料の対象となっていることとの大きな違いと考えられる。

　また、障害児（者）を対象とするリハビリテーションにおいても、同様に、看護師の配置により通院の障害児（者）の療養生活の一層の向上が期待できる。

　これら2項目に関しては、難病患者リハビリテーション料と同様に、今後、看護師の配置を必須とすることを目標として働きかけをする必要があるだろう。

　令和6年度改定において、心大血管疾患リハビリテーションを担当する職種ごとに点数が明示された。これにより看護師の配置を必須とする動きにはずみがつくことを期待したい。

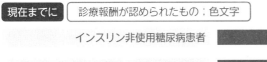

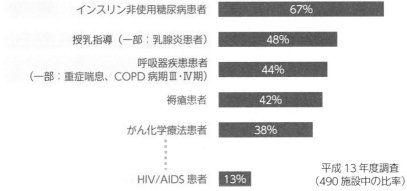

インスリン非使用糖尿病患者 67%

授乳指導（一部：乳腺炎患者） 48%

呼吸器疾患患者
（一部：重症喘息、COPD 病期Ⅲ・Ⅳ期） 44%

褥瘡患者 42%

がん化学療法患者 38%

HIV/AIDS 患者 13%

平成 13 年度調査
（490 施設中の比率）

図 5-7　診療報酬評価の進展による、外来での看護提供対象の拡大（平成 13 年度調査以降）

理料（Ⅰ）（Ⅱ）による対応も一層の充実が期待される。

　呼吸器疾患患者については、喘息治療管理料 1 加算（重度喘息患者管理加算）および COPD 病期Ⅲ・Ⅳ期患者に対する遠隔モニタリング加算が認められた。

　授乳指導に関しては、一部に乳腺炎重症化予防ケア・指導料が乳腺膿瘍切開創の管理を含めて認められた。

　がん化学療法患者に対しては外来化学療法加算、引き続き外来腫瘍化学療法診療料、HIV/AIDS 患者に対してはウイルス疾患指導料 2 加算が評価された。それぞれ、適応の薬剤を用いる患者、その診断名の全患者に対して適用され、診療報酬が算定できるようになった。

　以上に紹介した外来での看護にかかわる診療報酬評価の流れは、当然のことながら、それぞれが評価された時期の社会の状況を受けて、必要となったさまざまな法制度上の改革を具体的に社会に届けるための施策の流れでもあった。いわば、診療報酬評価という視点（のぞき窓）から、それが評価された背景となった社会や医療の変化を見たものでもある。

第**6**章

外来での看護の発展と
診療報酬評価が
もたらしたもの

第5章では、外来での看護にかかわる診療報酬評価とその時代背景について、平成4（1992）年以降、現在に至るまでを概観した。診療報酬評価の背景には、人口構成や疾病構造の変化、医療技術の進歩にともなう患者側のニーズの高まり、そして医療政策として入院期間短縮の趨勢（すうせい）といったさまざまな変化がある。それはすなわち、外来医療の役割の変化である。入院せずに外来で治療を行うようになったことを、診療報酬の項目名（外来化学療法加算や外来放射線照射診療料等）が物語っている。

　本章では、さらに、外来での看護にかかわる診療報酬評価が看護界にもたらしたもの、一方で看護界の動きが診療報酬評価に影響を及ぼしたこと、という双方の視点で整理してみる。

1 さまざまな研修や看護の大学院教育の進展

1 │ 診療報酬行為の担当者に求められる要件の推移

　前章で取り上げた外来での看護にかかわる診療報酬の評価は、入院・外来の両方に適用されるものを含め、看護教育、特に卒後教育にも大きな影響を及ぼしている。

　診療報酬の担当者に関する要件を見てみると、平成4年の在宅療養指導料が新設されたときは、「保健師または看護師」という記載のみであった*。その後に新設された診療報酬では多くで、「常勤」「当該看護従事経験」が求められるようになり、最近では、加えて「適切な研修」あるいは「所定の研修」の修了が求められるようになってきている。それについて、もう少し詳しく見てみるとしよう。

　平成14（2002）年の診療報酬改定時には、外来化学療法加算には、担当する看護師が、「常勤」で「当該看護従事経験」があることが求められるようになった。これは、看護に関する診療報酬の要件として、看護師の専門性を求めた最初の項目であった。

＊　平成5（1993）年4月には、「保健師または看護師」は常勤であることが求められたが、翌平成6（1994）年10月には、その基準は削除された。

加えて、担当看護師に「適切な研修」の修了が求められるようになったのは、平成20（2008）年に新設された糖尿病合併症管理料が初めてであった。それ以降は、「常勤」「当該看護従事経験（年数は項目により異なる）」「適切な研修の修了」の3点を要件として担当者に求めるものが多くなっている。

　なお、「常勤」については、最近では「非常勤でも差し支えない」とされるものが出てきている。その背景には、医療従事者の負担軽減、医師等の働き方改革の推進がある。

　診療報酬の施設基準で求められる「適切な研修」には、認定看護師および専門看護師の教育課程、特定行為にかかわる研修、関係する学会や団体などが主催する研修などがある。

　また、施設基準で求められてはいないが、提供する看護の質の担保を目的とした、学会などによる自主的な研修も多くある。

　これらの研修は、診療報酬の評価が契機となって促されてきた。例えば、ストーマケアに関しては、enterostomal therapist（ET）の養成から、創傷・オストミー・失禁（WOC）看護の認定看護師のコース開設に至り、その後、皮膚・排泄ケアへと名称変更をともないつつ、多くのコースが開設されてきた。また、外来化学療法加算では、診療報酬評価より先に、がん化学療法看護の認定看護師の教育課程が開講された。その後も研修コースの開設が続き、令和4（2022）年に外来腫瘍化学療法診療料が分離されて以降も継続している。

　また、それらの研修を修了した看護師がいることが新規の診療報酬につながるという方向もある。例えば、糖尿病合併症管理料や糖尿病透析予防指導管理料では、慢性疾患看護専門看護師や糖尿病看護認定看護師等がすでに輩出されていたことが、提供する行為の質を担保するという点で、診療報酬の評価に寄与したと考えられる。がん患者指導管理料 イ・ロや外来緩和ケア管理料では、がん看護専門看護師や緩和ケア、がん性疼痛看護の認定看護師がそれにあたる。

　このように、診療報酬の評価と担当する看護師の教育・研修は、相互に循環して進展してきたと言える。

　なお、認定看護師および専門看護師の教育課程が、多くの診療報酬で

「適切な研修」とみなされているが、教育課程を終えただけでは「適切な研修」には該当しない。研修の修了後、認定試験などで資格を取得してはじめて当該の研修修了とみなされる。

　以下、診療報酬とさまざまな教育課程・研修との関連を、施設基準に示されているもの以外も含めて見てみよう。

2 ｜ 認定看護師研修・教育課程*

　表6-1 に、外来での看護にかかわる診療報酬評価の推移に沿って、関連のある認定看護の分野を示した。施設基準に求められる研修として記載されているものでは、糖尿病関連の診療報酬では糖尿病看護や腎不全看護、皮膚・排泄ケア、がん関連ではがん看護関連の複数の分野（緩和ケア、がん薬物療法看護、乳がん看護、がん放射線療法看護）がある。

　担当者に求められる「適切な研修」に関しての記載はないが、認定看護師が活躍できる行為には、さまざまなものがある。まず、在宅療養指導料では、さまざまな〈在宅療養指導管理料〉（表5-3、p.96 参照）の対象となる患者に対応できる認定看護の分野がある。在宅自己注射指導管理料の対象となる患者に対しては糖尿病看護（インスリン等の注射）や心不全看護（プロスタグランディン注射）、在宅自己腹膜灌流指導管理料の対象となる患者に対しては腎不全看護、在宅酸素療法指導管理料の対象となる患者に対しては呼吸器疾患看護といった分野の認定看護師が活躍できる。また、人工肛門、人工膀胱などの器具装着患者の指導では、前述のように、皮膚・排泄ケアの認定看護分野が該当する。慢性心不全患者については、心不全看護分野の看護師が該当する。

3 ｜ 専門看護師教育課程

　もう一つは、看護系大学院修士課程における専門看護師教育課程である（表6-2）。いくつかの分野の専門看護師が外来での看護に関して活躍できる診療報酬がある。それらの施設基準には、先に紹介した認定看護師の分

---

*　日本看護協会は、平成30（2018）年11月に「B課程認定看護師教育制度設計」を公表し、翌年2月に認定看護師規定を改正した。これによって特定行為研修を組み込んだ認定看護師の教育（B課程）が開始され、同時に認定分野の再編が行われた。従来の認定看護師の教育課程はA課程となった。

表 6-1 認定看護師が活躍できる外来での看護*に関わる診療報酬（令和 6 年現在）

評価年	診療報酬**	施設基準に関わる認定看護分野***	他に活躍できる可能性のある認定看護分野***
H4（1992）	（B）在宅療養指導料	—	糖尿病看護、腎不全看護、心不全看護、呼吸器疾患看護、皮膚・排泄ケア
H14（2002）	（B）生活習慣病管理料（Ⅰ）（Ⅱ）	—	糖尿病看護
H14（2002）	（G）外来化学療法加算	—	がん薬物療法看護
H18（2006）	（B）ウイルス疾患指導料 2 加算	—	感染管理
H18（2006）	（B）喘息治療管理料 1 加算	—	呼吸器疾患看護
H18（2006）	（B）ニコチン依存症管理料	—	呼吸器疾患看護
H20（2008）	（B）糖尿病合併症管理料	糖尿病看護、皮膚・排泄ケア	
H20（2008）	（H）難病患者リハビリテーション料	—	
H22（2010）	（B）がん患者指導管理料 イ	がん看護関連の認定分野	
H22（2010）	（B）リンパ浮腫指導管理料	—	乳がん看護、緩和ケア
H24（2012）	（B）外来緩和ケア管理料	がん看護関連の認定分野、心不全看護	
H24（2012）	（B）移植後患者指導管理料	—	
H24（2012）	（B）糖尿病透析予防指導管理料	糖尿病看護、腎不全看護	
H24（2012）	（B）外来放射線照射診療料	—	がん放射線療法看護
H26（2014）	（B）がん患者指導管理料 ロ	がん看護関連の認定分野	
H26（2014）	（B）介護保険リハビリテーション移行支援料	—	脳卒中看護、認知症看護
H28（2016）	（H）リンパ浮腫複合的治療料	—	乳がん看護、緩和ケア
H30（2018）	（B）小児科療養指導料	—	糖尿病看護、小児プライマリケア、在宅ケア
H30（2018）	（B）人工呼吸器導入時相談支援加算	—	小児プライマリケア、在宅ケア
H30（2018）	（B）乳腺炎重症化予防ケア・指導料 1・2	—	生殖看護
H30（2018）	（B）地域包括診療料	—	糖尿病看護、心不全看護、認知症看護
H30（2018）	（B）認知症地域包括診療料	—	認知症看護、糖尿病看護、心不全看護
H30（2018）	（B）療養・就労両立支援指導料	—	がん看護関連の認定分野
H30（2018）	（B）ハイリスク妊産婦連携指導料 1	—	生殖看護
H30（2018）	（C）在宅酸素療法指導管理料遠隔モニタリング加算	—	呼吸器疾患看護
R2（2020）	（B）腎代替療法指導管理料	—	腎不全看護、糖尿病看護
R2（2020）	（B）外来排尿自立指導料	皮膚・排泄ケア、脳卒中看護	
R4（2022）	（B）外来腫瘍化学療法診療料1・2・3	—	がん薬物療法看護
R4（2022）	（B）生殖補助医療管理料 1	—	生殖看護
R4（2022）	（B）二次性骨折予防継続管理料 3	—	認知症看護
R6（2024）	（B）慢性腎臓病透析予防指導管理料 1・2	—	腎不全看護

* 精神科・救急関連を除く
** 英記号は特掲診療料の部を表す
*** 施設基準に関連する分野名について明記のないものは「—」を記載

野と合わせて、該当する専門看護師の大学院修士課程における教育課程が「適切な研修」として挙げられている。例えば、糖尿病合併症管理料と糖尿病透析予防指導管理料の施設基準に関して慢性疾患看護専門看護師の教育課程が、がん患者指導管理料イおよびロの不安軽減の面接にがん看護と精神看護の専門看護師教育課程、外来緩和ケア管理料にがん看護専門看護師の教育課程が挙げられている。

　この看護系大学院修士課程における専門看護師教育の背景には、平成4（1992）年の医療法第二次改正と時期を同じくして制定された、看護師等の人材確保の促進に関する法律（人材確保法）や、平成6（1994）年に取りまとめられた、少子・高齢社会看護問題検討会報告書がある。人材確保法では、第二次改正医療法で明記された医療の場の拡大に備えて看護職の養成を進めることが明記された。この法律にもとづいて、全国で公立の看護系大学の新設ラッシュがあり、学士課程に続き、大学院修士課程、博士課程が設置されたことが大きい。

看護師等の人材確保の促進に関する法律
https://elaws.e-gov.go.jp/document?lawid=404AC0000000086
少子・高齢社会看護問題検討会報告書
http://www.ipss.go.jp/publication/j/shiryou/no.13/data/shiryou/syakaifukushi/510.pdf

　これらの大学院修士課程の修了生が日本看護協会により専門看護師として認定され始めたのは、がん看護および精神看護が平成8（1996）年、慢性疾患看護が平成16（2004）年であった。

　また、がん対策基本法にもとづき、文部科学省による「がんプロフェッショナル養成プラン」が平成19（2007）年から開始され、その一環としてがん看護専門看護師の養成が含まれていた。このことが、がん看護専門看護師の数の増加につながっている。なお、「がんプロフェッショナル養成プラン」は、その後も名称、内容を変えて現在まで続いている（「次世代のがんプロフェッショナル養成プラン」）。

　図5-3（p.94）と照らし合わせてみると、平成20（2008）年以降はこれらの専門看護師が活躍できる診療報酬も増えており、今後の一層の活躍が期待される。

表6-2 専門看護師が活躍できる外来での看護*に関わる診療報酬（令和6年現在）

評価年	診療報酬**	施設基準に関わる専門分野***	他に活躍できる可能性のある専門看護分野
H4（1992）	（B）在宅療養指導料	—	慢性疾患看護、小児看護、母性看護
H14（2002）	（B）生活習慣病管理料	—	慢性疾患看護
H14（2002）	（G）外来化学療法加算	—	がん看護、小児看護
H18（2006）	（B）ウイルス疾患指導料2加算	—	感染症看護、慢性疾患看護
H18（2006）	（B）喘息治療管理料1加算	—	慢性疾患看護
H18（2006）	（B）ニコチン依存症管理料	—	慢性疾患看護
H20（2008）	（B）糖尿病合併症管理料	慢性疾患看護	
H20（2008）	（H）難病患者リハビリテーション料	—	慢性疾患看護
H22（2010）	（B）がん患者指導管理料 イ	がん看護、精神看護	
H22（2010）	（B）リンパ浮腫指導管理料	—	がん看護
H24（2012）	（B）外来緩和ケア管理料	がん看護	
H24（2012）	（B）移植後患者指導管理料	—	がん看護
H24（2012）	（B）糖尿病透析予防指導管理料	慢性疾患看護	
H24（2012）	（B）外来放射線照射診療料	—	がん看護、放射線看護（日本看護系大学協議会が認定）
H26（2014）	（B）がん患者指導管理料 ロ	がん看護、精神看護	
H26（2014）	（B）介護保険リハビリテーション移行支援料	—	老人看護
H28（2016）	（H）リンパ浮腫複合的治療料	—	がん看護
H30（2018）	（B）小児科療養指導料	—	小児看護、慢性疾患看護
H30（2018）	（B）人工呼吸器導入時相談支援加算	—	小児看護、慢性疾患看護
H30（2018）	（B）乳腺炎重症化予防ケア・指導料1・2	—	母性看護（助産師）
H30（2018）	（B）地域包括診療料	—	慢性疾患看護、老人看護
H30（2018）	（B）認知症地域包括診療料	—	老人看護、慢性疾患看護
H30（2018）	（B）療養・就労両立支援指導料	—	がん看護、慢性疾患看護
H30（2018）	（B）ハイリスク妊産婦連携指導料1	—	母性看護（助産師）、精神看護、地域看護（保健師）
H30（2018）	（C）在宅酸素療法指導管理料 遠隔モニタリング加算	—	慢性疾患看護
R2（2020）	（B）腎代替療法指導管理料	—	慢性疾患看護
R2（2020）	（B）外来排尿自立指導料	—	老人看護、慢性疾患看護
R4（2022）	（B）外来腫瘍化学療法診療料1・2・3	—	がん看護、小児看護
R4（2022）	（B）生殖補助医療管理料1	—	母性看護（助産師）、精神看護
R4（2022）	（B）二次性骨折予防継続管理料3	—	老人看護
R6（2024）	（B）慢性腎臓病透析予防指導管理料1・2	—	慢性疾患看護

* 精神科・救急関連を除く
** 英記号は特掲診療料の部を表す
*** 施設基準に関連する分野名について明記のないものは「—」を記載

4 ｜ 特定行為研修

　平成30（2018）の改定で、外来での看護に関する2つの診療報酬について、特定行為研修が「適切な研修」として認められることになった。糖尿病合併症管理料では、「血糖コントロールに係る薬剤投与関連」と「創傷管理関連」の両方区分とも修了した場合、糖尿病透析予防指導管理料については、「血糖コントロールに係る薬剤投与関連」の分野を修了した場合である（表6-3）。

5 ｜ それ以外のさまざまな研修

　診療報酬によっては、施設基準としてその行為を担当する看護師に、上記以外に、「適切な研修」あるいは「所定の研修」の修了を求めているものがある。例えば、糖尿病合併症管理料、移植後患者指導管理料、糖尿病透析予防指導管理料、リンパ浮腫複合的治療料等である。これは、修業に要する期間や経費の点で専門看護師、認定看護師の資格取得のハードルが高く、看護師全体における資格保持者の数からみて、求められる量の看護が提供できないため、専門看護師および認定看護師以外の看護師でも診療報酬行為を提供でき、かつ質を担保する方策として、位置づけられたものである。

　表6-3は、特定行為研修を含め、それらの「適切な研修」あるいは「所定の研修」を示している。それらの研修はそれぞれ、その行為の診療報酬評価獲得に尽力した学会などによって提供されている。

　また、表6-4には施設基準にはないが、関連する学会や団体の主導で診療報酬の担当職種に研修を行っているものを示した。在宅療養指導料の一部の対象（インスリンおよびGLP-1製剤の在宅自己注射、在宅植込型補助人工心臓、在宅酸素療法）、ウイルス疾患指導料2加算、リンパ浮腫指導管理料、糖尿病透析予防指導管理料、腎代替療法指導管理料に関し、看護の質を担保・向上させる取り組みが行われている。

　これらの研修、教育課程の発展・拡大と外来での看護に関する診療報酬評価の拡大は、相互に影響して進展してきている。その背景に医療技術の発展、人口構造の変化にともなう医療制度・システムの変化などがあって、

表6-3　専門看護師、認定看護師の教育課程以外の「適切な研修」など*（令和6年現在）

評価年	診療報酬**	施設基準にかかわる研修・資格など
H20（2008）	（B）糖尿病合併症管理料	・厚生労働省看護課事業とその後の地域医療介護総合確保基金による「専門分野（糖尿病）における臨床実践能力の高い看護師の育成強化推進事業」の研修 ・日本糖尿病教育・看護学会主催・共催・共同企画の研修（16時間の標準プログラム準拠研修） ・標準プログラムに準拠した他の研修：都道府県看護協会などによる ・特定行為に係る看護師の研修制度の「血糖コントロールに係る薬剤投与関連」と「創傷管理関連」の両区分とも修了した場合
H24（2012）	（B）移植後患者指導管理料	・日本看護協会主催の看護研修学校または神戸研修センターで行われている3日間以上で演習を含む臓器移植に関する研修 ・日本移植コーディネーター協議会（JATCO）総合研修 ・日本造血細胞移植学会の実施する研修
H24（2012）	（B）糖尿病透析予防指導管理料	・日本糖尿病療養指導士認定機構の糖尿病療養指導士（CDEJ）の受験者用講習会（従事経験5年未満の場合） ・特定行為に係る看護師の研修制度の「血糖コントロールに係る薬剤投与関連」の区分
H28（2016）	（H）リンパ浮腫複合的治療料	・（当該の医療免許取得後2年以上、直近2年間にリンパ浮腫5例以上の経験者で）国、関係学会などの行う修了証が交付される「がんのリハビリテーション研修」
H30（2018）	（B）療養・就労両立支援指導料	・独立行政法人労働者安全機構の実施する両立支援コーディネーター基礎研修および応用研修
R2（2020）	（B）乳腺炎重症化予防ケア・指導料1・2	・日本助産評価機構による認定の「アドバンス助産師」（助産実践能力習熟段階CLoCMiPレベルⅢの研修修了者）
R2（2020）	（B）外来排尿自立指導料	・日本創傷・オストミー・失禁管理学会、日本老年泌尿器学会、日本排尿機能学会による「下部尿路症状の排尿ケア講習会」 ・日本慢性医療協会「排尿機能回復のための治療とケア講座」

＊　精神科・救急関連を除く
＊＊　英記号は特掲診療料の部を表す

現在に至っていると考えられる。

表6-4　学会等による自律的な看護の質向上の取り組み（令和6年現在）

評価年	診療報酬	質向上のための研修、制度など
H4（1992）	在宅療養指導料算定対象： （C）在宅自己注射指導管理料 　　（インスリン製剤等に関して）	・日本糖尿病教育・看護学会による研修 http://jaden1996.com/footcare2.html ・日本糖尿病療養指導士認定機構　日本糖尿病療養指導士 https://www.cdej.gr.jp/
	（プロスタグランディン注射 に関して）	・日本循環器学会　心不全療養指導士 https://www.j-circ.or.jp/chfej/about/#section-1
	（C）在宅自己腹膜灌流指導管理料 } （C）在宅血液透析指導管理料 }	・NPO法人 日本腎臓病協会　腎臓病療養指導士 https://j-ka.or.jp/about/
	（C）在宅酸素療法指導管理料 } （C）在宅人工呼吸指導管理料 }	・公益財団法人医療機器センター3学会合同呼吸療法認定士 https://www.jaame.or.jp/iryo/kokyu/
H24（2012）	（C）在宅植込型補助人工心臓 　　（非拍動型）指導管理料	・日本臨床補助人工心臓研究会認定の人工心臓管理技術認定士 　（Ns, 臨床工学技士）； http://www.jacvas.com/ ・一般社団法人 補助人工心臓治療関連学会協議会
	（C）在宅陽圧人工呼吸療法指導管理料	日本循環器学会　心不全療養指導士 https://www.j-circ.or.jp/chfej/about/#section-1
H14（2002）	（B）生活習慣病管理料（Ⅰ）（Ⅱ）	日本高血圧学会、日本循環器病予防学会、日本動脈硬化学会、日本 心臓病学会4学会認定循環器病予防療養指導士 https://www.jpnsh.jp/sidousi/
H20（2008）	（H）難病患者リハビリテーション料	・一般社団法人日本難病看護学会認定・難病看護師制度 https://nambyokango.jp/nambyokangoshi/
H22（2010）	（B）リンパ浮腫指導管理料	・日本がん看護学会による研修 https://jscn.or.jp/seminar/index.html
H24（2012）	（B）糖尿病透析予防指導管理料	・日本糖尿病教育・看護学会による研修 http://jaden1996.com/footcare2.html
H24（2012）	（B）外来放射線照射診療料	国立研究開発法人 量子科学技術研究開発機構 量子生命・医学部門 人材育成センター放射線看護課程（5日間） https://www.qst.go.jp/site/qms/44883.html
H30（2018）	（C）在宅酸素療法指導管理料 　　遠隔モニタリング加算＊	・日本呼吸ケア・リハビリテーション学会による呼吸ケア指導士の 　研修 http://www.jsrcr.jp/modules/medical/index.php?content_ id=4 ・（厚生労働省委託事業）日本遠隔医療協会によ遠隔医療従事者研修 http://j-telemed-s.jp/ ・テレナーシング実践研究会によるテレナーシング実践セミナー http://kango-net.luke.ac.jp/news/2016121631.html ・日本在宅ケア学会ケアイノベーション研究・研修委員会　テレ 　ナーシングセミナーコロナ対応看護職員研修（軽症から中等症自 　宅療養者用） https://jahhc.com/committee/
H30（2018）	（B）人工呼吸器導入時相談支援加算	・一般社団法人日本難病看護学会認定・難病看護師制度 https://nambyokango.jp/nambyokangoshi/ ・公益財団法人医療機器センター3学会合同呼吸療法認定士 https://www.jaame.or.jp/iryo/kokyu/
R2（2020）	（B）腎代替療法指導管理料	・NPO法人 日本腎臓病協会　腎臓病療養指導士 https://j-ka.or.jp/educator/
R4（2022）	（B）二次性骨折予防継続管理料3	・日本運動器看護学会認定　運動器看護師 https://jsmn.jp/jsmnc/
R6（2024）	（B）慢性腎臓病透析予防指導管理料 　　1・2	・NPO法人 日本腎臓病協会　腎臓病療養指導士 https://j-ka.or.jp/educator/

＊：右の欄に挙げた研修には、在宅酸素療法指導管理料　遠隔モニタリング加算を含め、広く遠隔診療にも対応するものがある。
上記以外に把握できていない取り組みがある可能性をお断りしておく。

2 看護系学会等保険連合の設立と活動

　最近の看護系学会等保険連合（看保連）の活動の活発化には、目覚ましいものがあり、その背景には、これまでに述べてきたような看護系の大学院教育の進展や看護系学会の設立・発展がある。

　看保連は平成17（2005）年に、「看護系39学会の代表が集まり、看護の立場から社会保険制度の在り方を提言し、また診療報酬体系及び介護報酬体系等の評価・充実・適正化の促進を目的とする組織として発足」した。

一般社団法人看護系学会等保険連合
http://kanhoren.jp/?page_id=6

　看保連の設立を契機として、看護系学会等では診療報酬、介護報酬に対する意識が急速に高まった。看保連に所属する看護系の学会や団体では、それぞれ、診療報酬評価獲得にかかわる委員会を置き、活発に活動してきた。そして、実際に看護（外来、入院、訪問を含め）にかかわる診療報酬評価の獲得につながった。

　ここでは、特に看保連の活動を通して、新たな診療報酬行為が評価されるプロセス、新規技術に求められる要件と実際の学会活動を紹介する。

1 │ 新規技術が診療報酬評価に至るプロセス

　診療報酬改定は、原則として2年ごとに行われるようになっている。図6-1に新規の技術が診療報酬評価に至る過程を示した。この図は、看護系学会等保険連合（看保連）からの提案を中心に描いたものである。大別して二つのルートがある。一つは、看保連、内科系学会等保険連合（内保連）、外科系学会社会保険委員会（外保連）に加盟する団体から、それぞれの保険連合を通して、医療技術評価の提案として行われるもので、もう一つは、さまざまな団体などから厚生労働大臣へ提案される場合である。

　各保険連合は、提案された技術で優先度が高いと判断したものを厚生労働省のヒアリングに進める。その中で、新規評価の候補となりうる技術に

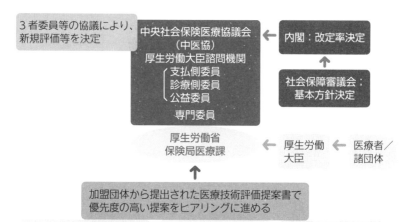

図 6-1　看護技術に対する診療報酬が評価される過程
　　　　─看護系学会等保険連合設立(平成 17 年)後─

ついて、厚生労働省からさらに必要な情報提供が求められ、省内での検討
が行われる。そして、社会保障審議会により、そのときの国民の健康課題
を踏まえた診療報酬改定の基本方針が出され、内閣により全体の改定率が
決定される。その改定率と提出された提案など（入院の看護師配置といっ
た体制に対する要望や、薬価を含む）を受けて、中央社会保険医療協議会
（中医協）*において 3 者委員（支払側委員、診療側委員、公益委員）など
の協議により、新規技術が決定されるという流れとなっている。
　上述のヒアリングと情報提供については、新規技術を提案した学会ある
いは団体が対応する。ヒアリングでは、提案技術について、提出資料をも
とにわかりやすく整理して伝える。その後の情報提供の要請があった場合
は、迅速に対応することが極めて重要である。
　改定が行われると、各学会・団体では、次の翌々年の改定に向けた活動
が始まるようになってきている。

＊　看護職が中医協の専門委員にチーム医療の担い手として参画したのは、平成 16（2004）年からで、看保
　連の設立（平成 17 年）より前であったことは第 5 章で述べたとおりである。

2 │ 新規技術に求められる要件と外来での看護にかかわる学会活動

新規技術の提案は、医療技術評価提案書を提出することから始まる。新規技術として求められる要件は、以下の6つである。

① 有効性（治癒率、死亡率、QOL の改善等とそのエビデンスレベル）

② 安全性（副作用等のリスクの内容と頻度）

③ 普及性（対象患者数、年間実施回数等）

④ 技術の成熟性（学会等における位置づけ、難易度：専門性・施設基準等）

⑤ 倫理的・社会的妥当性

⑥ 予想される医療費への影響

医療技術評価提案書
https://www.mhlw.go.jp/stf/shingi/2r9852000001va4h-att/2r9852000001vahm.pdf

これらは、第3章で筆者がかかわってきた研究のまとめとして述べたこと（p.71〜72 参照）と共通しているのにお気づきのことと思う。

また、提案にあたっては、「保険未収載技術の提案」であるため、既存の技術にどのようなものがあり、提案する技術が既存のものとどのように異なるかを十分に調査・検討して準備する必要がある。

看護系学会のはたらきかけが、外来での看護にかかわる診療報酬の新設に結びついた事例を、看保連を通した活動を含め、いくつか挙げてみる。

がん看護関係では、日本がん看護学会の活動により、がん患者指導管理料1（平成22年）、および同2（平成26年）が、また、日本がん看護学会や日本緩和医療学会などの活動により、リンパ浮腫複合的治療料（平成28年）が新設された。

糖尿病看護関係では、糖尿病合併症管理料（平成20年）と糖尿病透析予防指導管理料（平成24年）がある。前者は、当時、医療費に占める糖尿病関連の割合が高く、また、4疾病5事業の推進が政策として打ち出されていた（p.106）一方で、糖尿病関連の提案が看保連の新規技術のリストに上っていなかったことから、別途、日本糖尿病教育・看護学会が厚生労働省に働きかけて、評価に至ったものである。後者の糖尿病透析予防指

導管理料に関しては、日本糖尿病教育・看護学会が看保連を通して提案した行為*が、厚生労働省保険局医療課の看護の担当官によって、日本病態栄養学会などからの提案とうまく結びつけられて新規評価に至った。

平成30年の改定では、日本助産学会が乳腺炎重症化予防ケア・指導料、日本在宅ケア学会が在宅酸素療法指導管理料　遠隔モニタリング加算の新規評価に、それぞれ尽力した。

令和6年度の改定で、在宅療養指導料の算定対象として退院1月以内の慢性心不全患者を加えることには、日本看護協会の「外来看護機能の強化に関する検討委員会」**が貢献した。

筆者は日本糖尿病教育・看護学会の活動を通じ、外来での看護にかかわる診療報酬の評価獲得に関して、貴重な経験をすることができた。それらは、学会の委員会活動の報告として関連の学会誌に記録として残されている。その行為の診療報酬評価獲得の意図や、提供する行為の質の担保に対する学会の責務などが後継の会員に伝わり、看護を必要とする人々に今後の新しい看護技術を届ける上で参考になるようにとの期待が込められている。

特別委員会「糖尿病に強い看護師育成支援委員会（平成18・19年度）」, 特別委員会「糖尿病重症化予防（フットケア）研修推進委員会（平成20～23年度）」:「糖尿病合併症管理料」評価と算定要件充足に向けた日本糖尿病教育・看護学会の活動報告, 日糖尿教看誌, 2010；14（1）：57-69.
政策委員会（医療技術提案書作成主要メンバー・平成20年度～平成23年度）黒江ゆり子（委員長）, 黒田久美子, 柴山大賀, 特別委員会ワーキンググループ（平成23年度～）任和子（委員長）, 数間恵子, 青木美智子, 瀬戸奈津子, 中村慶子, 森加苗愛, 米田昭子:「糖尿病透析予防指導管理料」評価およびその後における日本糖尿病教育・看護学会の活動報告, 日糖尿教看誌, 16（2）：193-200, 2012.

なお、看護にかかわる新規技術の提案にあたっては、未収載かどうかの確認に加え、最近のチーム医療の趣旨から、関係する医系の学会などと協働して、多方面から提案されるようにすることも重要であろう。

---

* 当初、「在宅非インスリン使用糖尿病初期管理料」という技術名称で提案された。当時は「医学管理等」の部には提案できず、「在宅医療」の部で提案せざるを得なかったためである。この後、平成26年の改定に向けては、「医学管理等」にも看護の技術が提案できるようになった。
** 田上京子（公益社団法人日本看護協会　医療政策部 医療制度課）, 池亀俊美, 伊東紀揮, 宮脇郁子, 山田佐登美：慢性心不全患者の重症化予防に向けた外来看護職の対面と電話による在宅療養支援の効果, 第20回日本循環器看護学会学術集会, 2023年9月（東京）.

3 看護外来の設置と発展

　診療報酬を活用するためのシステムづくりとして、看護外来の設置がある。

　第4章では、在宅療養指導料が新設される以前から、「○○外来」という場で、自己管理支援に看護師がかかわってきたことを紹介した。それらは、医師主導であったり、看護外来という名称で始まったものばかりではない。例えば、大腸全摘後の患者のQOL向上を目的として診療の一環として始まったもの*や、1980年代に糖尿病足病変の重症化予防対策として、先進的な一部の施設で、看護師が中心になって始めたものがある。後者は「足外来」「フットケア外来」と呼ばれ、現在でもその名称で呼ばれていることもあるが、平成20（2008）年の糖尿病合併症管理料の評価につながっていった。

　　第5回日本糖尿病教育・看護学会学術集会シンポジウム「糖尿病足合併症ゼロをめざして」壊疽の
　　　予防は"足"への関心から―足外来10余年の歩み―, 2000年.
　　第10回日本糖尿病教育・看護学会学術集会教育講演「フットケア外来」における取り組み, 2005
　　　年.

　また、HIV感染者看護についても、外来での看護師の活動とその実態のデータがあって、診療報酬のウイルス疾患指導料2加算へと進んでいった（第3章参照）。

　このような、外来での活動の実績が、診療報酬の新規評価につながるという方向は、医療技術評価提案書において、「普及性」や「技術の成熟性」が求められていることにも表れている。したがって、看護外来と診療報酬との関係は相互に循環して進んできたと言えるだろう。

　最近の診療報酬の施設基準では、他の職種とチームを組んで、その一環

＊　この例として、1970年代から当時の東京医科歯科大学の宇都宮譲二教授が、家族性大腸腺腫症に対する大
　腸全摘術後の患者の回腸人工肛門管理のために、米国で訓練を受けた看護師のETを採用し、術後患者の
　診療に腐心されたことがある。これは、医局の活動の一環として行われたもので、看護部の活動という位
　置づけではなかった。当時、人工肛門装具は現在のように発達していなかった。

として看護師が対応する、という形態も増えてきている。例えば、糖尿病透析予防指導管理料、移植後患者指導管理料、人工呼吸器導入時相談指導加算、腎代替療法指導管理料等である。それらを含め、看護外来の発展は、診療報酬評価との双方向性をもちつつも、評価される前からの看護師の活動が後押しになったことは間違いないであろう。

　以下、そのように発展してきた看護外来に関して、トピックをいくつか紹介する。

1 ｜ 日本看護協会の外来看護にかかわる活動
❶業務委員会

　外来での看護が診療報酬上で初めて評価されて 20 年近くが経過した平成 22（2010）年度に、日本看護協会において外来看護に関する業務委員会が開催された。そこで、「外来看護における専門性の発揮に関する課題の整理と、看護外来の普及・推進に向けた課題の検討」が行われた。この委員会には、実際に看護外来での実践に取り組んでいる看護師をはじめ、筆者も委員として参画し、メンバーが外来看護に関してそれまでに蓄積してきた経験や資料が委員会に提供された。複数回の会議をもって検討された内容が「外来における看護の専門性の発揮に向けた課題」として、協会の HP 上で公表された。

https://www.nurse.or.jp/home/publication/pdf/fukyukeihatsu/gairaikango0731.pdf

　この委員会報告では、外来看護と看護外来について、以下のように用語の定義の必要性を述べた上で、各用語について、定義している。

　報告書の中で、「看護外来での看護は外来看護の中に位置づける」とされ、「看護職が主導して行う」ことが明記された。そして、外来での看護の現状分析にもとづき、外来看護に求められる能力、課題が示されている。その中に、外来診療を取り巻く状況の変化と、外来看護にかかわる診療報酬に関する図がある。その図は、筆者が当時提供した資料の図を参考に作成されたと推察され、必要な背景情報などが追加されて充実したもので、

平成 22 年度末までの外来での看護に関する診療報酬評価の進展がわかりやすく示されている。本書の図 5-3 (p.94)「外来看護関連の診療報酬評価の推移と主な背景」とは天地が逆向きであるが、上向きの末広がりの図は、進展あるいは発展というイメージを示すということでは、なるほど、と思ったものである。また、この報告書が今後、看護外来の開設にあたって広く活用されれば、嬉しいことである。

❷調査事業

　日本看護協会では、令和 3（2021）年に外来看護にかかわる全国調査を行って、令和 4 年に報告書を公表した。

　令和 3 年度厚生労働省看護職員確保対策特別事業　地域包括ケア推進のための外来における看護職の役割把握調査事業

　この調査は、「看護職が外来において担っている役割等を明らかにし、地域包括ケアに資する外来における看護職の役割や専門性の発揮に向けて

\ C O L U M N /

⑤「外来看護」と「看護外来」

　外来における看護の発展と拡大にともない、現在「外来看護」と「看護外来」の用語が多く使われている。

　日本看護協会の平成 22（2010）年度業務委員会では、医療関係者ならびに患者やその家族が、共通の認識のもと、これらの用語を使用できるよう、以下のように用語の定義を行った。

■**外来看護の定義**■

　疾病をもちながら地域で療養・社会生活を営む患者やその家族等に対し、安全で安心・信頼される診療が行われるように、また、生活が円滑に送れるように調整を図りながら看護職が診療の補助や療養上の世話を提供することをいう。

　看護外来での看護は、外来看護の中に位置づける。

■**看護外来の定義**■

　疾病をもちながら地域で療養・社会生活を営む患者やその家族等に対し、生活が円滑に送れるように、個々の患者やその家族等に応じた特定の専門領域においての診療の補助や療養上の世話を提供する場の外来をいう。看護外来では一定の時間と場を確保し、生活にともなう症状の改善や自己管理の支援等を医師や他職種と連携して看護職が主導して行う。

必要となるシステム等について提言を行う」ことを目的に行われた。

　最新 5 年分の文献検討にもとづいて外来看護の課題が整理され、日本看護協会の既存のデータ*の二次分析をもとに行われた外来看護実態調査の結果（全国の 8202 病院の看護管理者対象、有効回答数 2668 施設・回収率 32.5％）と、ヒアリング調査の結果、以下が報告された。

　看護外来に関しては、専門看護師、認定看護師の 87％が 200 床以上の病院に在籍し、看護外来設置は 70％が 200 床以上の病院であった。看護外来で対応しているのは、200 床未満の病院では、糖尿病、ストマ・スキンケア、禁煙、高齢者・認知症が多く、がん患者相談は 500 床以上の大規模病院に集中していた。これらから、外来機能報告制度による患者の紹介・逆紹介の流れの中で、患者の移動に際し、看護の継続性担保が課題とされた。また、各施設における課題として、外来看護の仕組みづくりの充実と人材育成、エビデンスの把握が挙げられた。

　これらの課題は、本書第 8 章で述べていることと共通している。

❸その他

　機関紙「看護」において、外来看護に力を入れている施設がシリーズで紹介されたり、全国の会員対象に提供されている研修プログラムの中で外来看護に関わるものが組み込まれたりしている**。

2 ｜ 一般メディアにおける看護外来の報道

　上記の日本看護協会の事業とは時間的に前後するが、以下を紹介する。

　平成 27（2015）年の読売新聞（8 月 2 日、朝刊）で「看護外来　患者の日常支援」という見出しで、生活の質向上への相談・指導が外来で看護師によって行われていることが取り上げられた。その記事では、看護外来とは、専門性をもった看護師がどういうことを行うところかを紹介し、全国の 2000 施設以上の病院で看護外来の種別ごとに、ほぼ 1 年間にどのく

---

* 　病院看護実態調査と DiNQL 事業（労働と看護の質向上のためのデータベース）に係るデータ。DiNQL
　　では、2018 年以降、「外来」にかかわる項目が追加され、診療報酬の各項目の算定状況を、あり、なしで
　　回答するようになっている。
　　https://www.nurse.or.jp/nursing/database/index.html
** 協会ニュース（8・9）Vol.666　外来看護機能の強化に向けて〜「外来における在宅療養支援能力向上の
　　ための研修」2023 年 10 月開始

らいの患者が利用しているかを、紙面を大きく使って示している*。読者にとっては、自分に看護が必要な場合は、どこに行けばそれが提供されているかがわかるものになっている。

このような内容が全国紙で取り上げられることは、外来での看護、そして看護外来が知られるよい機会である。この記事の意義は、必要としている人に情報が届くことはもちろんであるが、社会に対して外来での看護の役割・機能の重要性が示されることでもある。

4 診療報酬評価にかかわる要因の相互関係

診療報酬評価の進展には、認定看護師や専門看護師の教育やさまざまな研修など、看護教育が高度化したこと、看保連が設立され、所属学会などの活動が活発になったこと、看護外来の設置が進んだことが、それぞれ双方向でかかわっていることを図6-2 に示した。

また、看護教育の高度化には、いくつかの看護系学会が認定看護師の教育の基盤づくりに貢献した。そして、認定看護師や専門看護師はそれぞれ関係する分野の学会に所属し、所属学会の活動を通じて看保連の活発な活動に貢献している。

看護教育の高度化は、外来を担当する看護師の養成に大きくかかわっている一方で、看護外来がそれらの養成課程の実習の場としても機能している。看護外来は新規の診療報酬評価のためのデータをつくり、それが看保連や関連学会を通じて厚生労働省に提案されて、新たな診療報酬が評価される。それによって、看護提供の場・環境づくりが広がっていく。

このような相互関係を踏まえ、外来を看護提供の場の一つとして一層充実させていく必要があろう。

---

* 「病院の実力」というシリーズの 159 回として掲載されたものである。認定看護師、専門看護師がいる全国の 2187 施設を対象に調査を行い、看護外来を 4 つの種別（①ストーマ、皮膚・排泄ケア、②糖尿病、生活習慣病、③がん看護、緩和ケア、④在宅療養相談）に分けて、各外来の年間の利用者数を示している。

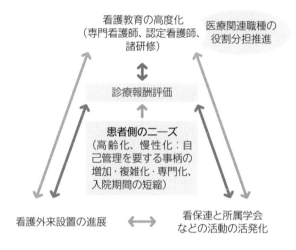

図 6-2　外来での看護の診療報酬評価の進展にかかわる要因

　なお、このような看護外来の新設やそこでの活動の紹介を含め、過去の文献で外来看護にかかわるテーマが、どのくらい扱われているかは興味のあるところである。詳細は資料2（p.229 ～ 231）をご覧いただくとして、過去30年以上の期間を通してみると、外来での看護にかかわる診療報酬の新規評価とその後の学会発表の動きが連動していることがうかがえる。

第 **7** 章

外来での看護に必要な技術

外来での看護に関して、どのような社会背景・状況の中で、どのような行為に対して個別に診療報酬（特掲診療料）が新設されてきたのかを述べてきた。これらの行為は各医療提供施設で患者に提供される。第4章の図4-1（p.76）で示したように、各施設はさまざまな制度にもとづいて、医療を必要とする人々に医療行為を届ける最前線である。言い換えると、患者と医療関連職との接点（インターフェース）になる。特に、入院や訪問診療・看護につながる場でもある。さまざまな医療関連職の中でも、とりわけ看護師は人々と直に接する機会が多い職種であり、患者が認識する各施設の「顔」であると言っても過言ではない。

外来を訪れる人々は、それぞれに健康上の課題を抱え、課題の解決・軽減を求めている。看護師は、関係するさまざまな職種との協働のもと、それぞれの生活を考慮し、健康課題の解決・軽減策を生活の中に織り込んで、その人らしい生活が送れるように支援する。

本章では、患者支援に必要とされる知識や技術を中心に述べる。

なお、本章で述べる内容は、時間や場所を確保して対応することが求められる診療報酬行為に限らず、一般的な外来での患者対応にも活用できると考えている。

1 外来での看護の特徴

外来での患者支援の特徴として、以下のようなことが挙げられる。

- 外来受診が1度きりか、通院しているかを問わず、「相談」という姿勢（心構え）が重要である。
- 外来で看護師が対応する時間は、患者が帰宅後に自己管理する時間に比べ、一瞬である。
- 外来では、患者がそれぞれの生活の中で実行でき、継続できそうな方法や行動について、患者と一緒に検討する。
- 看護師ができることは、一人ひとりの患者に対して、使えそうな方法や行動の選択肢を複数提示することである。その中から選ぶのは患者その

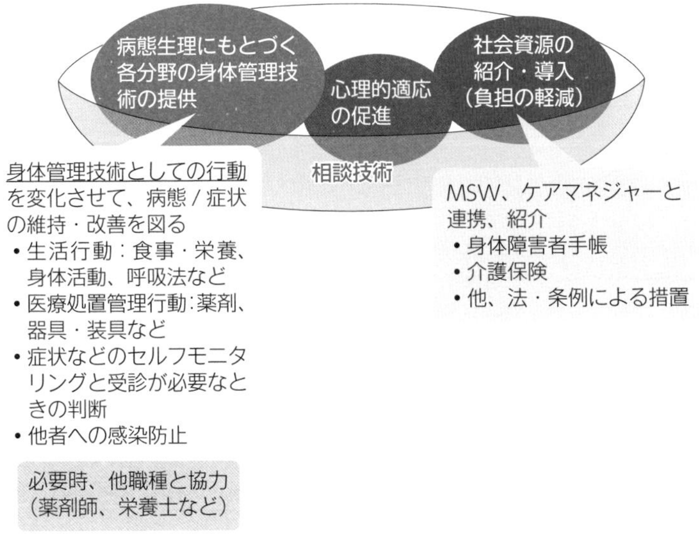

図7-1 看護の提供内容と相談技術の構造

人であり、どれも選ばないという選択もありうる。

● 次に患者が外来を受診するときの状態や生活上の不具合（QOL）には、良くも悪くもその結果が反映されている。

このような特徴を踏まえ、外来で患者に提供される看護の内容と、それらを提供する際の看護師の姿勢（心構え）の構造を示したのが、**図7-1**である*。患者に提供する看護の課題に関しては、表5-4（p.124）においてすでに示したが、ここでは、診療報酬が評価されているかどうかにかかわらず、広く看護を必要とする人々に提供する事柄を、3つの要素に整理して示している。その3つとは、身体管理技術の提供、心理的適応の促進、社会資源の紹介・導入であり、どの要素を優先させるかは、患者の人々の状況による。そしてそれらの要素を提供する際に求められるのが、相談技術である。

---

* 筆者が外来患者療養相談を始めた当初の講演などで提示していたものをもとに作成した図を、平成9（1997）年に下記の紙面上で公表した。図7-1はそれに各要素についての詳細を追記したものである。

　数間恵子，岡本典子：病院外来での在宅療養支援における看護の役割と技術，教務と臨床指導者，10（2）：124-131，1997.

2 看護の提供内容

1 | 身体管理技術の提供

　まず、病態生理にもとづく各分野の身体管理技術*の提供である。患者は、疾患あるいはその治療にともなって、身体の構造・機能の変化や喪失を経験している。看護師は、それらの変化や喪失による不都合に対して、必要な身体管理技術を提供する。その身体管理技術が必要な理由を説明し、具体的なやり方を示す。身体管理技術は、患者がそれぞれ、日常生活の中で必要とするもので、それまでの行動を変化させたり、新しい行動を習得したりすることになる。これらを支援することが身体管理技術の提供である。

　患者の基礎疾患や病態に合わせた身体管理技術を個々の患者の生活や選好に合わせて提供する際に必要な共通項を図7-1の左側に示している。

● 生活行動（食事・栄養、身体活動、呼吸法など）を整えられるようにすること；免疫能の維持、呼吸筋を含めた全身の筋力維持・改善のための最も基本になる行動である。これらは、病態の改善にもつながるものである。

● さまざまな治療法や医療器具・装具などの医療処置の管理ができるようにすること；医療処置の安全・確実な実施、管理のための支援は、何をおいてもなすべき要件である。

● 症状などのセルフモニタリングとそれにもとづいて受診が必要なときの判断ができるようにすること；セルフモニタリングにより自己管理行動の成否を患者が実感し、自己管理行動の向上が期待されるとともに、疾病の重症化とそれにともなう計画外入院を回避できる。

● 疾患によっては他者への感染防止行動がとれるようにすること。

---

* 1990年前後の看護の学会発表は「心理的援助、精神的援助」にかかわるものが多く、それが看護の中心的役割であると喧伝（けんでん）されていた。筆者のように病態生理に関心を寄せて（もちろん、人々への心理的支援の重要性は踏まえた上で）患者支援の具体策を追究する立場は異端のような存在であり、学会発表では、「珍しい発表」と座長に紹介されたこともあった。最近では、専門看護師教育課程で、フィジカルアセスメント、病態生理、病態薬理（いわゆる3P）が必須とされるようになった。看護基礎教育でも、フィジカルアセスメントが取り入れられるようになっている。

疾患によっては、糖尿病のように、生活行動の1つである食事のコントロールが治療の一環として位置づけられていることもある。これらの身体管理技術は、必要時、他職種と協力して行うことになる。

2 ｜ 心理的適応の促進

身体管理技術とあわせて必要なこととして、患者の心理的適応を図ることがある。身体の構造・機能の変化や喪失に対して、患者がどのように感じているかを知り、その感情を受け止めることが重要である。患者の気持ちに配慮しつつ、上述した身体管理技術を提供していく。それによって、患者が身体の構造・機能の変化や喪失にともない体験している不都合が軽減したり、対処できると感じたりしていく。そして、これらの体験を通じて、患者の中で、身体の構造・機能の変化や喪失との折り合いがついたり、自分の行動で自分なりに身体がコントロールできると感じられるようになったりしていく。看護の専門性は、その人に合った身体管理技術の提供によって心理的適応が進むように働きかけることにあると言える。

3 ｜ 社会資源の紹介・導入

3つ目は、社会資源の紹介・導入である。疾病や障害とともに生きる上で、経済的な支援に関する制度の活用は欠かせない。経済的な負担が軽減され、生活の見通しが立つことによって、心理的適応につながっていく。図7-1の器の真ん中に「心理的適応の促進」を置いて、そのことを表している。

患者によっては身体管理に必要な費用を心配して身体管理技術の修得に取り組めないこともある。まずはその心配に対する支援が求められよう。

資料3（p.232 ～ 236）に、看護がかかわる診療報酬の算定対象に適用されるさまざまな社会資源のうち、身体障害認定の可能性がある障害について示した。

また、患者の高齢化にともない、通院患者に対しても、医療とあわせて介護保険の導入が必要になることが多い。施設のMSWや関係のケアマネジャーなどと連携して、うまく活用できるようにつないでいく必要がある。その紹介・適用の実際は、第5部に譲る。

3 看護の相談技術

前項で述べた3つの要素をそれぞれの患者に合った形で届けるには、それに適した姿勢（心構え）が必要である。図7-1では、その姿勢（心構え）を相談技術としている。本項では、相談技術について詳述する。

1 | The nursing process と nursing process の融合

図7-2は、第1章で述べた外来患者療養相談室で、最初の2年間に筆者がどのようなことを行っていたかを、延べ165回の相談記録の分析から示したものである。抽出したさまざまな看護行為を類似性に従って分類し、それらを看護活動としてそれぞれに名称をつけ、看護過程*のどこに位置づけられるかという視点で示した。

> 数間恵子：外来患者療養相談活動における看護技術の検討—看護活動・行為と相談・指導パターンの分析から. 看教. 37（2）：138-144, 1996.

「患者の話を傾聴する」「患者に尋ねる」「観察／測定（患者の様子を観察する、あるいはさまざまな測定を行う）」は、アセスメント／評価にかかわる看護師の活動である。「心理社会的サポート」は、「患者の話を傾聴する」とあわせて「心理社会的ケア」を構成し、「（患者にかかわるほかの医療従事者への）相談・紹介・照会」「（患者が必要とすることの）教育」とともに、計画立案／実施にかかわる活動である。

「患者の話を傾聴する」ことは、看護師にとっては、患者が語る中に支援の手がかりを見出したり、患者が自分に起こっていることをどのように受け止め、理解しているかを把握したりするという、アセスメント／評価にかかわる必須の行為である。しかし、それ以上に、患者にとっては、話すことによって気持ちが落ち着き、聞いてもらったことによって、人とつ

---

* この場合の看護過程は、アセスメント、診断、計画立案、実施、評価という問題解決過程に添ったものをいう。詳細はコラム⑥を参照されたい。

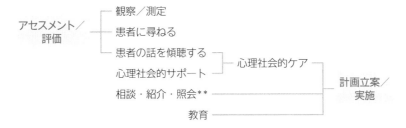

図7-2　各看護活動*の看護過程における位置づけ

*　相談記録から抽出されたさまざまの看護行為を類似性に従って分類し, 各行為群に名前を付けたもの
**　患者にかかわるほかの医療従事者への相談・紹介・照会
この図は, 患者と関わる段階での看護師の活動を示したもので, 看護師による段階である診断は含めていない

数間恵子:外来患者療養相談活動における看護技術の検討―看護活動・行為と相談・指導パターンの分析から. 看護. 37(2):141, 1996.

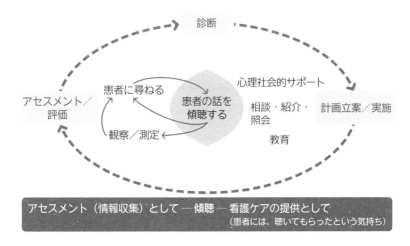

図7-3　相談技術の中核:「傾聴」の重要性‐1（相談の過程における傾聴の位置づけ）

ながるという感覚が生じる。患者が「話す」ことをきちんと聴くことによって、患者の状態が変化するということから、「患者の話を傾聴する」ことは看護の実施にも該当する。

　上述した看護過程の各段階に該当する活動は、図7-3 に破線の矢印で示したように、循環して進んでいく。そして、内側のベン図**は、「患者

** 集合論で用いられる図で、複数の集合間の関係を図示したもの。開発者（John Venn）の名を取って、ヴェン（Venn）図とも表記される。

の話を傾聴する」ことがアセスメント／評価と、計画立案／実施に共通する活動であることを示している。アセスメント／評価では、「患者の話を傾聴する」ことから、さらに必要な情報を看護師から「患者に尋ねる」「観察」*あるいは「測定」が行われ、尋ねたことに患者が答え、それをまた、看護師が聴く。

　この小循環は、「患者に尋ねる」「観察／測定」から始まることもあるだろう。そして、この小循環によって、支援を要する患者の状態が診断**される。診断には、患者の状態の原因、あるいは関連すると考えられる事柄があわせて表明される。ここで表明されたことは、患者の状態とそれが何によってもたらされているかという原因と結果に関する仮説である。この仮説によって計画立案／実施が導かれ、それにもとづいて患者は自宅などで自己管理を行い、次に患者が外来を受診するときに、計画の妥当性（仮説の妥当性）が評価され、必要な修正が加えられて、この過程が続いていく。

　この図の重なりの部分の「患者の話を傾聴する」ことを対人関係の技術として重視し、それを中心にして看護を進めていくことを看護過程と呼ぶ人もいる。

　したがって、看護の相談技術は、問題解決過程に沿った看護過程（the nursing process）の1つのステップであるとともに、対人技術を重視した看護過程（nursing process）でもある。この両方から成り立つものであることを、強調しておく。

　筆者は、この相談の技術は、「接遇」といわれるようなマニュアルで身に付けるものとは異なる、重要なものと考えている。

2 ｜ 相談技術の中核は「話を聴く」こと

　図7-3のベン図の重なりにあたる「患者の話を傾聴する」ことについて、もう少し説明しよう。

＊　「観察」では、相談室に入ってくるときの歩容、話しているときの様子、全身の整容などが、患者が語る言葉以上に重要なこともある。話し方自体は落ち着いていても、話しているあいだじゅう、手元の袋のひもなどを絶えずいじっていたり、貧乏揺すりをしたりなど、不安の表れと考えられる行動を示すことがある。全身の整容の様子や手の爪が伸びていないかなどを見ることによって、自力でできていない生活行動が推測できる。

＊＊　ここでいう「診断」は、いろいろ調べてその結論を表明するという意味である。看護診断ということもある。

⑥ The nursing process と nursing process

「看護過程」と日本語で表記されるものには、2つの考え方がある。一つは、Yura & Walsh による The nursing process である。

Yura, H. & Walsh, M. B：The nursing process： Assessing, planning, implementing, evaluating. Appleton-Century-Crofts/New York, 1967.

The nursing process は看護の進め方を教育する方法として開発されたもので、米国において、工業製品の品質管理の工程で使われていた問題解決過程の考え方の影響を受けている。わが国の工業界には1950年に導入され、組織管理の手法としても活用されている。

当初、この The nursing process はアセスメント、計画、実施、評価の4段階で説明された。その後、アセスメント結果を表明する段階として診断が分離され、アセスメント、診断、計画、実施、評価の5段階になった。この過程でいう診断は、「患者の不適応反応」を表明したものであり、その表記にはさまざまな考え方がある。

もう一つの nursing process は、看護とは何か、どのように提供するかを、ナース（わが国の看護師とは業務内容が異なるため、カナ表記とする）と患者との関係論として説明する思潮である。

これらは、ナースと患者との間の相互のやり取りの中に看護があるというもので、このやり取りを Wiedenbach, E. は看護の過程（nursing process）と呼んでいる。看護を対人関係にもとづく援助技術として説明するもので、いずれも邦訳されている。

1）Peplau, H. E.：Interpersonal Relationship in Nursing, 1952 ／稲田八重子, 小林冨美栄, 武山満智子, 都留伸子, 外間邦江訳. 人間関係の看護論, 医学書院, 1973.

2）Orlando, I. J.：The dynamic nurse-patient relationship, 1961 ／稲田八重子訳. 看護の探求—ダイナミックな人間関係をもとにした方法—, メヂカルフレンド社, 1964.

3）Wiedenbach, E.：Clinical nursing, a helping art, 1961 ／外口玉子, 池田明子訳. 臨床看護の本質—患者援助の技術. 現代社, 1969.

わが国では、現在、「看護過程」といえば、前者の The nursing process 一遍到であり、かつ看護独自の考え方のように理解され、教育されている。

しかし、この考え方のもとになった工程管理としての問題解決過程は、不具合があればいろいろと調べて、その原因について仮説を立て、仮説にもとづいて改善計画を立てて実施し、問題が解決するかどうかを検証するという、さまざまな分野で広く活用される一般的な考え方である。

看護の独自性を追究することはもちろん重要だが、「看護過程」の考え方が看護界独自のものであるという教育は、むしろ、看護を狭めることにならないだろうか。広く、一般的な仮説検証過程として説明し、他の多くの職種、業種と共通するものだと伝えることが、昨今のチーム医療・多職種協働の場では必要なのではないだろうか。

また、ナースと患者のやり取りは、現存の基礎教育では対人技術という位置づけで教育されているようだが、nursing process の考え方からきていると考えると、いわゆる「看護過程：The nursing process」とは別物として教育されることは大変に残念である。nursing process は The nursing process の成否にかかわる必須の事柄と位置づけて教育することが必要であろう。

❶患者の関心・気がかりは何かを一緒にはっきりさせること

　私たちは、よく、「患者と向き合う」と表現する。このことは、患者と正面から対面する、という物理的姿勢ではなく、患者の関心や気がかりがどこにあるか、それがどういうことなのかを、明らかにする作業であると言える。患者が目を向けていることに同じように目を向けて、気がかりや関心としている可能性があることが、患者とのやり取りの小循環を経て、ぼんやりしたものから、輪郭がはっきりしたものになっていく（図7-4）。ここで患者と看護師の間で共有されるものが「共有注意」である。いうなれば、患者の関心や気がかりに「向き合う」といってもいいだろう。

　まさに、V. ヘンダーソンの言う、"with the patient" である（p.123）。そして、この「共有注意」と患者、看護師の3つは、それぞれを患者と看護師がイメージして、コミュニケーションが行われることから、その成立にかかわる3項表象という。

　この「共有注意」をはっきりさせていく上で重要なことは、人々にはそれぞれ、他者との関係の中でさまざまな役割があり、自分を取り巻く事柄にさまざまな意味と価値を付与したシンボルによって成り立つ世界に生きている、ということである。

　相談の技術を磨く手段の一つが、自分の nursing についての process re-

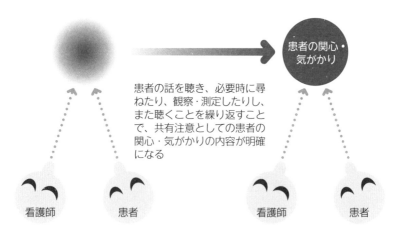

図 7-4　相談技術の中核：「傾聴」の重要性- 2（相談の過程における傾聴）

cordである。看護師としての自分と患者とのやり取りを記録し、どこがよくてどこがまずかったのか、その理由や原因がどういうことであったのかを分析し、自分の対応傾向などを知って、その改善に活用するものである。

「プロセスレコード」によって、自分の対応の特性を振り返って分析することは、近年では、看護以外でもさまざまな組織で教育の手法として活

---

⑦シンボルによって成り立つ世界

人は、さまざまなシンボルに囲まれて社会生活を営んでいる。そのことを論じているのがSymbolic interaction theory（SI理論）である。

SI理論は社会心理学の理論の一つで、重要な仮説の一つは、「コミュニケーションの受け手は、必ずしも発信者が意図したようには受け取らない」というものである。これは、伝えられる事柄には、「シンボル」として、発信者、受け手のそれぞれが付与する意味と価値があり、それが同じであるとは限らないということである。シンボルのもつ意味と価値は、人々の生きる社会や帰属集団のもつ文化や下位文化（例えば、医療業界、ある地域や家庭のしきたりなど）によって、さまざまに異なる。

もう一つの仮説は役割に関するものである。人々は所属する集団の中でさまざまな役割をもって生きているが、その役割もシンボルとして機能する。例えば、「母親というのは〇〇や××をするもの」といったとき、〇〇や××にあたる部分は、文化や社会によって必ずしも同じではない。これはどのような役割についても当てはまる。そして、人は、発達段階に沿ってさまざまな役割をもち、それぞれの役割の意味と価値に従って複数の役割をその時々の状況によって使い分けていく。

これらの理論は現在では常識となっている。19世紀末から20世紀初頭にかけて提唱され、その後一時期衰退したが、1960年代前後にリバイバルを迎えた。

Rose, A. M. A Systematic Summary of Symbolic Interaction Theory. In Rose, A. M. Ed. Human behavior and social processes：an interactionist approach. 1962. Houghton Mifflin/Boston.

先のコラム⑥でも紹介した米国の看護師をはじめ、社会心理学や精神医学などの領域に影響を及ぼした。また、その後の米国の看護モデルの発展にも影響した。

Riel, J. P. & Roy, C. Ed. Conceptual models for nursing practice, 2nd Ed. 1980. Appleton-Century-Crofts/New York. ／兼松百合子, 小島操子監修：看護モデル　その解説と応用, 1985. 日本看護協会出版会.

医療に携わる者は、医療者と一般の人々との間で、シンボルのもつ意味が異なる可能性があることに特に留意する必要がある。序章で紹介したエピソード4（p.8）は、一つの用語が医療者の認識とは異なって患者に受け止められた典型例であろう。医学・治療法が進歩し、一方でさまざまな情報が氾濫する現在では、医療の世界と患者が生活する世界との間で理解が同じではない可能性について、一層の注意が必要であろう。

用されている。

❷患者の気がかり・関心の背景にあるその人の生活を知る

　図7-5 は、人々の生活がさまざまな役割から成り立っており、役割ごとに異なる他者とかかわっていることを示している。それぞれの役割の大きさは、その人がその時々の役割に付与する意味と価値によって変化し、一定ではない。1日のうちでさまざまな大きさの異なる役割があり、人生の時期によっては、必要ない役割や、過去にはあっても現在はない役割もある。しかし、それらの役割は、意識にのぼることはなくなっても、その人の中で消えることはないだろう。図を反時計回りに見ていくと、役割を示す丸が右上になると徐々に薄くなっているのは、そのことを表している。

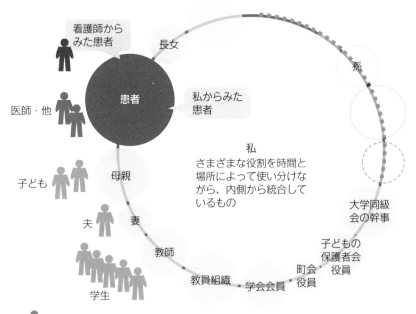

図7-5　外来で看護師が対応する患者がもつさまざまな役割

外来を受診する人々は、患者という役割で医療提供施設におり、そこを出たあとは、さまざまな役割を遂行しつつ、「健康問題を管理（対処）していく患者」という役割を織り込んで生活していく。

　患者にとって必要で実行可能な自己管理行動の方策を看護師が提案したり、相談にのる際には、患者がこのようにさまざまな役割をもって生活していることを、患者が語る中から聴くことが必要であろう。

　看護では、患者の生活を理解する視点が不可欠と言われている。筆者は成人看護学概論の講義の中で、人々の生活を見る視点として、この図7-5を紹介したことがある。この図を評して「人生は役割の数珠玉」と言った学生がいた。「いい得て妙」とはこのことかと、今でも記憶に残っている。

4 看護相談に期待される成果

1 ｜ 期待される成果とは―コントロール感覚の獲得

　図7-6は、図7-1で示した3つの要素を、相談という姿勢（心構え）にもとづいて提供すること（看護の提供）によって、患者にどのような成果が期待されるかを示したものである。

　看護師が、患者に必要とされる行動の意味とそれがもつ価値（効果）を

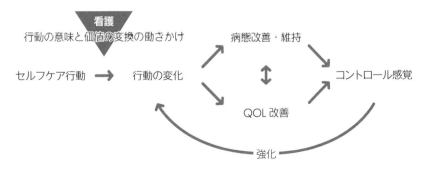

図7-6　看護相談によって患者に期待される成果

伝え、その人に合わせた具体策を一緒に相談することで、患者の認知面、心理面が変化し、それを受けて行動が変化する。その結果、病態が改善・維持されるとともに、QOL*の改善が進む。これらは相互に関連する。そして、病気があっても、あるいは身体の状況が変わっても対処していけるという、コントロール感覚**がもてるようになる、というものである。

　このコントロール感覚の獲得が非常に重要であることを、筆者はある男性患者の方への対応を通じて教わった。

　Aさんは食道がんによる食道全摘、胃管つり上げ術後で、医師から、外来患者療養相談の依頼があった。時間をかけてAさんの話を聴いていくと、昼食は勤め先の近所の蕎麦屋で、並んで待っている人を後ろに感じながら短時間で蕎麦を掻き込み、食後にはタオルを絞るほどの頭部の発汗と下痢があり、午後から頭がボーッとする、駐車場の管理をしているので、事故を起こすのではと不安だということだった。Aさんに、昼食を蕎麦にする理由を尋ねたところ、「蕎麦なら1人前を短時間で食べられる」と、1人前の量を食べられることが回復の印と捉えていることがわかった。

　その捉え方と行動がダンピング症状につながっている可能性が考えられた。当初、Aさんは「1人前食べられる」ことにこだわっていた。

　そこで、その気持ちを尊重しつつ、臓器切除・再建による身体の構造の変化と症状が起きる機序、それを避ける食べ方について説明した。特に、1日の食事の必要量は回数を多くして少しずつ摂るほうが身体の変化に合っていること、食後の姿勢（上半身を少し高くして横になること）、経口の電解質補液を摂ることについて、市販のものの活用を含め、Aさんと相談しながら何回かの療養相談を重ねていった。その結果、頭部の大量の発汗や食後の下痢は起こらなくなり、頭がボーッとすることもなくなった。

　その後、ある日の外来受診の際、Aさんが汗をかいて真っ赤な顔をして座っていることに外来の看護師が気づいた。看護師がAさんに声を掛けたところ、

---

*　QOLにはさまざまな局面があり、ここでいうQOLは、正確には健康関連QOLである。通常はQOLと表現するので、ここでもQOLとした。
**　現在、「コントロール感覚」は、心理学の重要な概念となっている。外来患者療養相談にあたった当初、筆者はその用語（概念）を知らなかったが、患者の行動と発言から、患者に起こっていることを記述する概念として、自然に筆者の中で生まれてきたものである。

「好きな蕎麦を食べて、ダンピングが出たが、大丈夫」と落ち着いていた。

　ダンピング症状が起きることがわかっていて、その対処法もわかっていて、自分の好きなものが食べられ、実際に対処できる。これは、Aさんの中に「自分の身体をコントロールできるという感覚」が生じていることを示すものではないだろうか。

数間恵子：「食べ方」による症状コントロール．アルファ・クラブ，222：1，2000．

2 │ 期待される成果につながる相談技術のポイント

　ここでは、先に述べた相談技術の基本的考えにもとづいて、より具体的な相談技術を紹介する。

❶注意の共有

　図7-3、図7-4と重複するが、患者が話すことに注意を向け、そこから、患者の関心を探っていく。看護師は患者が話すことを、病態やその人の生活、それを成り立たせているさまざまな役割という文脈で聴き（それらの視点で「アンテナ」を高くし）、患者の病態や行動、心理面で、「わからない、あるいは、どうなのだろうか」と感じることがあれば、患者からさらに話を引き出すという循環によって、関心・気がかりをはっきりさせていく。

　看護師のほうから患者に尋ねていくこともある。「お知りになりたいことはありますか？」「お困りのことはありますか？」「今、どういうことがお辛いですか？」など、その理由も合わせて尋ねていくことで、解決や軽減・解消の手がかりが得られ、方策を患者と一緒に相談することができる。

　患者の身体を一緒にみることで、患者がそれをどう思っているかを知る重要な手がかりが得られる。例えば、糖尿病神経障害の進んだ患者では、足の感覚異常は患者にとって普通のことで、正常とは異なると感じられないかもしれない、そのために足を守る意識が薄いかもしれない。そこで、それが正常でないことを、患者の喪失感情に配慮しつつ、理解できるように伝えることが、神経障害の進んだ足への関心を引き出すことにつながっていくだろう。

　なお、「共有注意」が看護師とのやり取りの中でなかなかはっきりしないこともあるだろう。人々自身にとってもそれがどういうことかがすぐに

明確になる場合ばかりではない。重要なことは、あくまでも人々のペースを見守ることである。その曖昧な状態・状況に寄り添うことが"Being"*という看護行為であり、看護師にはその曖昧さに人々とともにもち堪える"negative capability"** が求められよう。

❷自尊感情の尊重

　患者が自ら話す自己管理のやり方が好ましいと考えられ、病態が安定している場合には、それを認めて敬意を払う。「頑張っておられますね」などの労いの言葉をかけ、自尊感情を支えて行動が継続されるようにする。

　一方、患者が話す行動の内容が望ましくない、あるいはそう見える場合でも、それを否定するのではなく、「○○されているようですが……」と、まずは、受け止める、あるいは「○○されるのは、どういうときですか？」などと、その人なりの理由を尋ねてみる。患者の行動を否定すれば、自尊感情を損ない、そこで看護師とのやり取りが止まってしまう危険がある。その人なりの理由を尋ねて、理解の不足や誤解がある場合（医師など他の医療者の説明不足の場合もあろう）は、その是正に必要な情報を提供したり、患者の考えている理由に対応した別の方策を行動として提案するなど、患者の自尊感情に配慮した対応が必要である。

　序章で紹介したエピソードの 2、3（p.6 〜 7）は、その例である。

❸成功体験の意識化（自信の醸成）

　自分の行動を変えて、症状が軽減したり、起こらなくなったりすることで、自分の症状がコントロールできることを実感することは成功体験である。自身の成功体験は、行動に最も強く影響するといわれている。辛さや苦しさが自分の行動で改善することを体験するのだから、当然とも言える。そして、この成功体験によってコントロール感覚が獲得され、自信がもてるようになり、行動にフィードバックされ、その行動が強化されて継続していく（図 7-6）。

　成功体験は、患者が自分の行動とその結果の因果関係を自分で把握する

＊　共にいる（対象のかたわらにいて、時間と空間をともにすること）。日本看護科学学会看護学学術用語検討委員会編：看護行為用語分類，p.200，日本看護協会出版会，2005 年.
＊＊　容易に答えの出ない事態に耐えうる能力とされ、昨今注目されているものである。帚木蓬生著：ネガティブ・ケイパビリティ　答えの出ない事態に耐える力，朝日新聞出版，2017 年.

以外に、看護相談を通じて患者に意識してもらうことができる。序章で紹介したエピソード1（p.6）を振り返ってみよう。

　患者は、看護師から胃切除後の後発性低血糖が起こるメカニズムを聞いて、「そういえば、遠くの畑に行くときや、町内会の集まりで昼食が遅くなるときは、出かける前に何か食べていくので、甘いものが欲しくなることはない」と話した。このことは、看護師からの説明によって、自分がとっていた行動が、症状発現の予防策になっていたことを理解したと考えられる。すなわち、自分の行動を、さかのぼって成功体験として捉え直したものと言える。

　また、検査値が改善した、症状が改善したなどについて患者のほうから話したり、看護師がよい徴候を観察したりした場合、「○○がよくなっているようですが、何か心当たりがありますか？」「何か、変わったことがありませんか？」などと問いかけることで、意識されていない成功体験を

\ **COLUMN** /

⑧行動変化（behavior change, change of behavior）と行動変容（behavior modification）

　行動変化は、Prochaska, et al. によるTranstheoretical model（汎理論モデル）として提唱されたものである。禁煙に対する人々の行動を、多くの理論をもとにしてプロセスとしてとらえる考え方である。行動がどのように変わっていくかを、6つのステージ（前熟考期→熟考期→準備期→実行期→維持期→終結期）であらわした。これらの6つのステージは、一方通行ではなく、戻ったりすることもある。これらのステージは人々の行動の状態そのものを表現している。そのステージが変わっていくことが行動の変化であり、この場合の"change"は自動詞がもとになっている。

　この変化ステージモデルは、公衆衛生領域などで人々の保健行動が変化する様相を描くものとして、広く使われている。

　行動変容（behavior modification）は、行動療法とも訳されるオペラント条件付けにもとづくもので、認知行動療法に類似している。Modificationという場合の"modify（変化させる）"は他動詞であり、目的語（O）にあたる行動を"modify"するのは、行動療法を担当する施術者の側にある。このことから、行動変容は人々の行動を変化させる施術者の立場に立った用語と考えられる。

　看護は、人々が自分の健康を維持・増進するために、行動を変えることができるように支援するという姿勢で対応するということであれば、どのような言葉を用いるかは十分に検討する価値のあることではなかろうか。

患者と一緒にすくい上げることにつながるだろう。逆に、「○○がどうもよくないようですが……」と問いかけることによって、それにつながる不適切な行動を思い起こさせることもできるだろう。

このように、成功体験（あるいは、失敗体験）を患者と一緒に明らかにすることは、身体管理技術の提供として重要な技術であろう。

症状の発症メカニズムを説明し、対処方法を患者と相談することによって、患者は自分の状態がコントロール可能なものと知覚する。それを実行し、症状が軽減したり発現したりしないことが実際に経験されれば、コントロール感覚が獲得されていくだろう。

❹選択を支えること

最近、看護支援として、「意思決定支援」が重要だと言われる。医療技術の進歩にともない、同じ疾患でも進行度の違いによって、また病状の違いによって、さまざまな治療や処置の選択肢がある。その中でどれを選択するかは、身体条件やライフステージなど、前述した患者の役割に関する検討も含め、さまざまな視点から検討する必要がある。

選択に際し、人々が自分の身体の不調・不具合が今後どのようになっていくかについて描いていること（illness trajectory、病気の成り行き）が影響する可能性がある。それは、その人がそれまで見聞きしてきたことも含めて描かれるもので、医療者側が専門的立場で得た知識や多くの患者の人々に対応した経験によるものと同じとは限らない。患者の描く trajectory がどのようなものか、そしてそれを形作っている患者の経験などを把握するとともに、現在の標準治療によるものとかけ離れている場合、そしてそのことによって標準治療によって得られるであろうメリットから患者が遠ざかる可能性がある場合は、患者と患者を取り巻く人々を含め、そのギャップを埋める必要が出てくる場合もあろう。看護師のトランスレーターとしての役割が発揮されることになる（p.8 参照）。それによって人々の illness trajectory が（好ましい方向に）変化していくだろう。

まずは、患者や家族の声を聴き、何が望まれているかを確かめ、医師から説明される医療・医学の用語を必要時、伝わるように「通訳」し、患者や家族の疑問を受け止めて、それを説明することを繰り返し、納得して決

めること（インフォームド・チョイス）ができるようにする必要がある。どれを選んでも、患者や家族には後悔がありうることも視野に入れ、その心情に配慮した丁寧な対応が求められる。

　医療者がいる医療の世界とは異なる文化のもとで生きる人々を支援するのが看護師の役割と言えよう。

　序章において、看護の役割の一つを「トランスレーター」と表現したが、看護師は、医療の言葉を患者が生活している社会の言葉に変換して伝えるために、人々が注意・関心を示す言葉が、どういう意味で語られているかを把握することが極めて重要である。そのことが、期待される成果につながっていく。

3 ｜ 期待される成果が得られたかどうかを知る

　図7-6 に示したように、患者の行動が変わり、その後のシークエンスにつながるかどうかは、行動や QOL、コントロール感覚の変化を調べることによって明らかにされる。実践の場では、患者の反応からそれを知ることになるだろう。研究として成果を明らかにする場合には、それらを測定することが求められ、その測定にはきちんとした指標（尺度）が必要である。それがない場合は、測定尺度の開発から研究を始めることになる。

　筆者が大学院で指導した学生たちの中には、行動や QOL の測定（評価）尺度の開発を研究として手掛けた者も多い。外来での看護、特に看護相談の本領は、患者の認知に働きかけて、患者が抱いている行動の意味と価値の修正を通じて患者自身が行動を変え、コントロール感覚が得られるようにすることと考える。その成果を知るには、特定の疾患やさまざまな状態に即した尺度がまだまだ必要であり、それらの特異的尺度の開発が望まれる。QOL 測定尺度の開発の参考として、文献を 1 つ挙げておく。筆者は、第 1 章の翻訳を通じて、健康関連 QOL についての理解を深めることができた。QOL 以外の尺度開発にも有用である。

　Fayers P. M., Machin D. 編, 福原俊一, 数間恵子監訳：QOL 評価学——測定, 解析, 解釈のすべて, 東京, 中山書店, 2005.（Quality of Life Assessment, Analysis and Interpretation. New York：John Willy & Sons；2001.）

第8章

看護を届ける
外来の仕組みづくり

前の第7章で述べたような患者に必要な看護をそれにふさわしい相談技術にもとづいて届けるには、そのための仕組みが必要である。医療制度と患者とのインターフェースとなる各医療提供施設でその仕組みを整える必要がある。

図8-1では、先に図7-1に示した器に「脚と台座」がついて、トレイの上に載っている。この「脚と台座」の部分が各施設で整備することが求められる療養相談システム（看護外来）である。そして、この仕組みづくりに大きくかかわるのが診療報酬であり、この図ではトレイとして示している。3つの要素を盛った相談技術までは個々の看護師にかかわるレベル、療養相談システムは各施設で整えるレベル、そして診療報酬は国レベルの事柄である。個々の看護師にかかわるレベルに関しては第7章で、制度としての外来での看護にかかわる診療報酬に関しては第5章で述べたとおりである。

この第8章では、各施設の外来において看護を届ける仕組みづくりと、施設内および施設を超えたその仕組みの活用のポイントについて述べる。

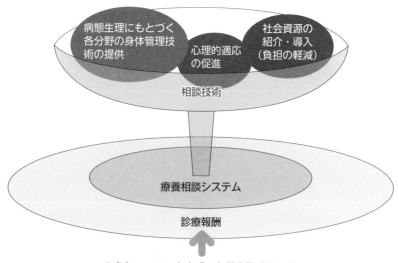

3色シャーベットを盛った器を置くトレイ

図8-1　各医療提供施設の外来で看護を届けるための仕組みづくりと診療報酬との関係

1 看護外来などのシステムづくり

　まず、各医療提供施設が外来機能報告制度のもと、それぞれの地域において果たす役割と理念にもとづき、外来での看護が、看護外来を含めて明示されるように、施設管理者へ働きかけることが仕組みづくりの前提であろう。

　次に、外来での看護提供の仕組みづくりに必要な事項を、医療の質評価の視点に沿って述べる。

1 ｜ 構造（ストラクチャー）

　図8-2に、構造として求められる点を挙げた。

●場所の確保

　プライバシーが確保される部屋が求められる。専用の部屋があることが望ましいが、ない場合は、患者数や医師の診察日に合わせて曜日や時間を限定するなどの工夫をして部屋を確保するなどが考えられる。また、複数の看護外来を設ける場合、担当する看護師の専門領域によって同じ部屋を

> ➤場所の確保；○○外来、○○相談室、など
- ・○○指導料、○○管理料の提供には必須
- ・プライバシー確保がもつ力の活用

> ➤人員の確保；施設基準を満たす看護職員の配置

施設基準；各行為ごとに
- ・当該行為の従事経験
- ・必要な研修修了
- ・専従 or 専任での配置
　（医療法施行規則；外来患者30人に看護職員1人、とは別に）

- ・有資格者の採用
- ・施設内の該当者活用、担当者の活動日設定
- ・研修受講への支援
　（大学院進学休職制度の創設、活用、研修の出張扱い）

図8-2　各医療提供施設での外来看護提供の仕組みづくり：構造

曜日別に活用するなどの工夫ができるだろう。

　プライバシーが確保されることには大きな力がある。患者が通常の診療では話しにくいこと、自分からは医師に言いづらいことも、話しやすくなる。筆者は外来患者療養相談室でそのような例にいくつか対応した。

エピソード 1.

　医師から胃切除後の相談の依頼があった患者である。どす黒い顔色をしてやせた中年男性で、入室し、椅子に掛けるなり、突然「俺、アル中を治したいんだ」と切り出した。切羽詰まったような様子から、筆者は担当医からの依頼内容には触れず、直ちに担当医に患者の希望を伝えた。その日のうちに医師は専門病院への紹介状を書き、それを持って患者は病院を出た。

エピソード 2.

　胃癌で手術を受け、術後は順調に回復して退院した中年の女性患者。外来での抗がん剤治療が予定されていた。医師の診察後、相談室をおずおずと訪れた。「何かご心配の様子ですが……」と筆者が切り出すと、「仕事をもっている娘がもうすぐ職場復帰する予定で、子どもを保育園に預けることになっている。娘が子どもの送り迎えを自分に頼んできたが、抗がん剤治療が始まると、副作用で体力的に孫の送り迎えができないのではないかと心配で……」と、体を縮めるようにして話した。患者の希望は、治療開始の時期を延期してほしいということだった。その希望を医師に伝えることを約束して送り出したあと、患者のカルテに患者の希望とその理由を記録しておいた。

　次の外来受診日に、その方が医師の診察後、別人のような晴れ晴れとした顔で、「先生に治療を延ばしてもらいました」と相談室に報告にやってきた。

●人員の確保

　次いで、施設基準を満たす看護職員の配置が必要である。医療法施行規則上の規定では外来患者30人に看護職員1人、となっているが、診療報酬行為の提供については、それとは別に考える必要がある。

　診療報酬の算定には、行為ごとにその従事経験、「適切な研修」などの

表 8-1　外来での看護職員配置に関する規定、施設基準

●**医療法施行規則上の規定**
外来患者 30 名に対し、看護職員 1 名（昭和 23 年以降変わらず）

●**診療報酬上、配置の規定と条件があるもの**
専従配置：原則兼務はできず、その領域の業務のみ行うこと

B001・24 外来緩和ケア指導料*	B001-2-8 外来放射線照射診療料
（病棟との兼任可）	H006 難病患者リハビリテーション料

専任配置：兼務可能だが、その領域の業務はその人が担当すること

B001・1 ウイルス疾患指導料 2 加算**	B001・37 慢性腎臓病透析予防指導管理料
B001・16-1 喘息治療管理料 加算	B001-2-12 外来腫瘍化学療法診療料 1～3
B001・20 糖尿病合併症管理料***	B001-3-2 ニコチン依存症管理料
B001・23 がん患者指導管理料 1, 2	B001-9 療養・就労両立支援指導料
B001・25 移植後患者指導管理料	B005-9 外来排尿自立指導料
B001・27 糖尿病透析予防指導管理料	（病棟との兼任可）
B001・29 乳腺炎重症化予防ケア・指導料	G001 ～ 006 外来化学療法加算
B001・31 腎代替療法指導管理料	H007-4 リンパ浮腫複合的治療料
B001・33 生殖補助医療管理料 1	

* 平成 30 年～　チームのうちの 1 人が専従であればよく、チームが診療する患者数が 1 日に 15 人以内の場合は、いずれも専任で可。
** 「B 001・1　ウイルス疾患指導料 2 加算*」に関しては、「エイズ予防指針」の見直し（平成 23 年）により、専従配置が進んだ。その後、令和 2（2020）年には、専任へと要件が緩和された。
*** 平成 30 ～非常勤でも可

必要な研修を修了していること、専従あるいは専任配置を求められるものが多くある（表 6-1 ～ 3、p.133、135、137）。それらの条件を満たす人材の確保の方法として、有資格者の採用、施設内の該当者の活用がある。病棟勤務の看護師が、対象患者数や医師の外来診療日に合わせて、外来での活動日を設定し、専任（後述）として担当するという方策もあろう。

　また、人材育成の視点で、看護管理者にはスタッフの研修受講についての配慮が望まれる。短期の研修は出張扱いにする、長期研修として認定看護師コースの受講や大学院に進学する際の休職を可能にするなどである。そして、研修を修了した後の職場におけるポストなど処遇の見通しを事前に相談しておくなどがあろう。

　外来での看護職員配置について**表 8-1** に整理した。医療法施行規則上の規定は、前述のとおりである。

　診療報酬の施設基準では、専従と専任がある。第 3 章（p.67）で述べたように、専従配置は、原則、兼務はできず、その領域の業務のみ行うことで、令和 6（2024）年まででは、3 項目で求められていた。専任配置は、

> ➤看護プロトコールや看護基準などの整備
- 各種診療ガイドラインも参考に

> ➤医師の指示を得る仕組みの整備
- 医師の指示：特掲診療料の要件

> ➤記録の方法の整備
- 継続看護、看護の評価で必須
- 診療報酬算定要件

> ➤会計の仕組みの整備
- 算定件数の捕捉、算定漏れ防止
- レセプト；NDB・社会医療診療行為別統計のデータ

> ➤患者にかかわる情報共有の仕組みの整備と活用
- 関係職者カンファレンスの開催や役割分担・調整

図8-3　各医療提供施設での外来看護提供の仕組みづくり：過程

兼務可能だが、その領域の業務はその看護職員が担当することであり、多くの項目で求められている。

2 ｜ 過程（プロセス）

過程として求められる点を、**図8-3**に示した。

●看護プロトコールや看護基準などの整備

関係する疾患の診療ガイドライン*などをもとに各施設での指導内容の標準化を図る必要がある。また、関係の学会から公表されているプロトコール**を活用することも推奨される。最近では、看護に関してガイドライン作成の動きが活発になっている。

---

* 日本がん看護学会／日本臨床腫瘍学会／日本臨床腫瘍薬学会編集の『がん薬物療法における曝露対策ガイドライン』など
** この例として、インスリンを使用している患者に対する「インスリン使用患者ケアプロトコール」がある。薬剤を使用している患者に適用されるため、関連の医学会から内容妥当性の確認を得て公表されている。このことは、実践の場で看護師がそのプロトコールを使用し、医師と協力して患者を支援していく上で重要なことと考えられる。

糖尿病ケアプロトコール作成合同委員会（一般社団法人日本糖尿病教育・看護学会／日本慢性看護学会）：インスリン使用患者ケアプロトコール—2型糖尿病患者版．日糖尿教看会誌．20(1)：83-97，2016.

●医師の指示を得る仕組みの整備

　特掲診療料の診療報酬行為は、「医師の指示にもとづき」行うとされている。医師の指示が出ないから、その行為が行えない、あるいは行わないというのではなく、患者にその行為提供が必要と考えられる場合は、医師に指示を要請することも必要である。看護の必要があるかどうかは、看護職者が判断すべきことであろう。医師が指示を記載しやすいような書式を考案することも重要である。

　最近では、形式上は「医師の指示」であるが、実際には「医師からの依頼」で開始されるようになってきている＊＊＊。

　令和2年の改定では、在宅療養指導料、糖尿病合併症管理料、糖尿病透析予防指導管理料については、診療録に医師の指示内容の記載が不要になったことは先に紹介したとおりである。

●記録の方法の整備

　記録する事項は、二つに大別される。一つは、外来での看護提供のプロセスにかかわる記録である。多くの診療報酬行為で求められているのは、医師の指示内容、看護提供の実際と評価などの記録で、対応時間の下限が示されている行為では、開始と終了の時刻を記載する必要がある。それらの項目の記載漏れを防ぐ工夫が必要である。この外来での看護提供のプロセスの記録は、外来での看護の評価以外に、入院時や、訪問看護を導入する必要が生じた場合など、継続看護に必須である。

　もう一つは、管理的立場から専門的看護の提供件数を把握するためのものである。診療報酬行為とそれ以外の件数を区別して記録し、外来看護の実績として残す必要がある。診療報酬行為の提供件数の把握は、次に述べる会計システムによって可能であるが、それ以外の行為の提供件数は、別途、施設に合った形で構築する必要がある。例えば、管理日誌などの作成である。

●会計の仕組みの整備

　現在、大半の医療提供施設では会計の仕組みが電子化されている。そのシステムに診療報酬の項目が設定されていれば、算定が漏れることはない

＊＊＊　糖尿病重症化予防のためのフットケアを行って、糖尿病合併症管理料を算定している施設の看護師からよく聞かれる。

が、診療報酬の改定で新規に評価された行為がある場合には、その組み入れが滞りなく行われるように事務部門との協力が必要である。

　会計システムに看護にかかわる診療報酬項目が設定されていれば、算定件数の把握は瞬時に可能である。また、この会計システムにより患者に診療明細書が発行され、同様にそのデータが診療報酬明細書（レセプト）となってレセプト情報・特定健診等データベース（National Data Base；NDB）および社会医療診療行為別統計（第5章 p.93、資料1 p.212 参照）に反映され、国の施策に活かされることになっている。

●患者にかかわる情報共有の仕組みの整備と活用

　第7章に述べた相談技術の効果を上げる上では、患者にかかわる他の看護職者や他の職種などと共有される情報を活用することも重要である。情報共有の仕組みとして、上述の看護記録のほか、定期あるいは随時の情報連絡会やカンファレンスがもてるようにしておく。一人の患者に複数の職種がかかわる場合は、それぞれが担当する役割の調整の機会にもなる。

　これらの情報共有の仕組みづくりと活用は、患者の高齢化とそれに伴う通院困難、訪問診療・看護の導入および介護保険の活用を視野に入れると、ますます重要になる。

> **➢患者における成果**
> ・身体面の改善・予防効果（病態改善・維持）
> 　　およびそれにもとづく計画外入院・再入院の回避
> ・行動の変化
> ・QOL の改善
> ・患者満足の向上

> **➢施設経営における成果**
> ・投入看護量に対する費用と収益；費用対効果
> ・施設の評判の向上

> **➢看護職者における成果**
> ・自身の看護提供による効果の実感
> ・職務満足の向上
> ・さらなる能力の向上
> ・他の看護職者のキャリア発達のモデル

図8-4　各医療提供施設での外来看護提供の仕組みづくり：成果

3 | 成果（アウトカム）

以下、図8-4に沿って述べていく。

●患者における成果

　身体面の改善や予防効果（病態改善・維持）、行動の変化、QOLの改善、患者満足の向上などがある。これは図7-6で示したことに、患者満足の向上などを加えたものである。患者の満足は、QOLの改善とともに患者の主観的評価を知る上で有用である。治療そのものの成果も含めて看護の相談活動を評価する方策として用いられる。QOLや患者満足の向上は、適切な質問紙を用いて測定することができる。

　診療報酬の算定に対し、身体面の改善や行動の変化のデータの提出が求められているものがある。糖尿病透析予防指導管理料では、① HbA1c、② Cre または eGFR、③血圧の3項目について、維持あるいは改善率の報告が求められている。また、ニコチン依存症管理料では、平成24（2012）年より、喫煙を止めた者の割合の報告が求められている。令和6年に新規評価された慢性腎臓病透析予防指導管理料についても、患者の人数、状態の変化等について報告が求められている。

●施設経営における成果

　投入した看護量（看護職員数×時間）に対する費用と診療報酬による収益という視点が重要であることは当然だが、外来で上げる収益だけで単純に見るのは不適切である。後述するように、例えば、入院前に外来で看護を適切に提供したことが、入院期間の短縮につながった場合は、施設全体の収入に寄与したことになる。

　また、外来での看護の評判が上がり、それを求めて患者が受診する場合は、初診料、再診料と当該の看護にかかわる診療報酬が施設の収入になる。

●看護職者における成果

　医療の質評価の指標として挙げるのは難しいが、看護職者の成長という視点でぜひ、加えておきたい。自分が行ったことの効果を看護職者が実感すること、それによって職務満足が向上することは筆者らが行った調査（p.33〜34）の結果からも得られている。それらがその看護職者のさらなる能力の向上につながり、他の看護職者のキャリア発達のモデルになることが成果と言える。ひいては看護職への帰属意識の向上、離職率の低減に

も貢献するだろう。

2 施設内および施設を越えた仕組みづくり

　患者に外来で看護を届ける仕組みづくりは、看護外来を設置すればそれで足りるものではなく、施設内での連携、施設外との連携を図っていく必要がある。以下に述べるような仕組みがすでにつくられている施設も多いと推察するが、一層の強化が求められる。

1 │ 施設内における連携の強化
●施設内での周知・連携
　看護相談室や看護外来など、名称は別にして、看護師が主導して専門的な看護を提供する部署（以下、看護外来）が施設内で周知され、活用されるためには、以下のようなことが必要と考えられる。
　　・外来や病棟看護師の、専門的看護提供部署に関する意識・認知の向上
　　・関連診療科の医師の意識・認知の向上
　　・院内での掲示、施設のホームページ掲載などによる患者への情報提供
　　　（院内掲示については医療法を遵守）
　　・入退院支援部門との連携・調整；特に、〈在宅療養指導管理料〉による医療処置の導入が予定されている患者の場合は、連携して退院前からの働きかけを行う
　　・他部門（栄養課、MSW、医事課など）への協力依頼など
●外来で専門的看護を必要とする患者の拾い上げや紹介の基準作成
　患者が自分で看護外来を訪れたり、医師から依頼されたり、外来で対応している看護師が必要性を感じて看護外来を勧める、あるいは看護外来に依頼することもあるだろう。その紹介や依頼の基準や方法を作成しておく。作成にあたっては、看護外来を担当する看護師と他の外来の看護師が協働して進めることが、両者の協力関係を深める上でも重要である。

2 │ 施設外の保健・医療・福祉との連携

●保健と医療の連携

　最近では健診データと診療報酬明細書のデータのつき合わせが可能となり、「レセプト情報・特定健診等データベース」（p.212）の整備が進んできた。それを活用して、保険者によるデータヘルス計画（未受診者、治療中断者に受診勧奨、保健指導を行って治療に結びつけ、その後の医療費抑制を狙いとする事業）が全国で進んできている。医療との連携では、生活習慣病管理料の療養計画書に、保険者からの依頼に応じて情報提供を行うことを記載する欄が設けられることになった（p.102 参照）。

　また、第 7 次医療計画（平成 29 年〜）にもとづく 5 疾病 5 事業では、糖尿病腎症による透析導入を回避・遅延させることを目的として、糖尿病性腎症重症化予防プログラムが動き出している。かかりつけ医、専門医、保険者等による有機的連携体制の確立が求められ、データヘルス計画との連動もある。医療の側では、糖尿病透析予防指導管理料算定要件にもとづいて「透析予防診療チーム」が対応する。保健師や看護師は患者に疾患の説明や具体的な療養行動の相談対応ができる。患者の同意を得て、保険者からの情報提供要請に協力する。健診の結果、他の疾患が見つかり、治療が必要になって医療提供施設に紹介された場合でも、必要な医療を続け、治療中断に陥らないように注意して支援する必要がある。

●医療と介護の連携、訪問診療・看護との連携

　各施設レベルでの医療と介護の連携、訪問診療・看護との連携の仕組みの構築は、高齢者人口の増加、著しい医療の進歩、在宅医療を受ける人の増加から、極めて重要なことである。

　図 8-5 は、在宅医療を受けている人の推移を、〈在宅療養指導管理料〉の算定件数（毎年 6 月）で示している。平成 23（2011）年以降の増加はほぼ直線的であり、直近では 190 万件を超えている。一人で複数の在宅医療処置を受けている場合もあり、単純に人口比を言うことはできないが、わが国の人口の約 1.5％が何らかの在宅医療を受けていることになる。その中では、在宅自己注射指導管理料の件数が最も多く、在宅持続陽圧呼吸療法指導管理料がそれに続いている。

　前者に関しては、インスリン製剤の自己注射が圧倒的に多く、今後、さ

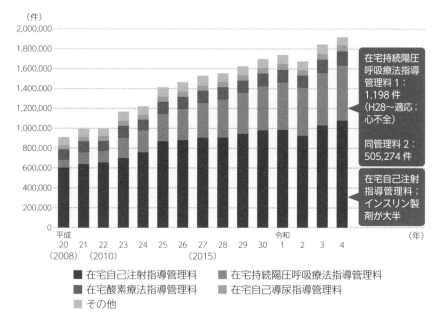

（件）

凡例：
- 在宅自己注射指導管理料
- 在宅酸素療法指導管理料
- その他
- 在宅持続陽圧呼吸療法指導管理料
- 在宅自己導尿指導管理料

在宅持続陽圧
呼吸療法指導
管理料1：
1,198件
（H28～適応；
心不全）

同管理料2：
505,274件

在宅自己注射
指導管理料；
インスリン製
剤が大半

図 8-5　〈在宅療養指導管理料〉算定患者の増加

在宅医療処置件数のみの推移（H19 以前割愛）、社会医療診療行為別調査・統計をもとに作成

まざまな糖尿病合併症をもつ人が増える可能性があることに注目する必要
がある。また、視力障害などの糖尿病合併症に加え、加齢にともなうさま
ざまな機能の低下で自己注射が困難となり、支援が必要な患者への対応が
大きな課題となってきている。

　後者に関しては、平成 28 （2016）年の診療報酬改定により、心不全に
も適用が拡大した。近い将来で考えると、〈在宅療養指導管理料〉算定患
者数は全体として、さらに増加することは必至と考えられる。

　〈在宅療養指導管理料〉の算定患者の中には外来に通院しながら、在宅
医療処置を自己管理する人々が含まれることは、すでに述べてきたとおり
である。その人々に適用されるのが、在宅療養指導料であり、外来で看護
師あるいは保健師、助産師がかかわる人々である。在宅医療を受ける人が
今後も増加し、かつ、高齢化していくことへの対応が必要とされる。

　図 8-6 では、外来に通院している〈在宅療養指導管理料〉算定患者の
高齢化や、退院後に高齢患者に在宅医療が導入されることにともなう問題

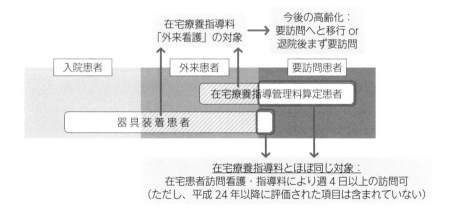

図 8-6 〈在宅療養指導管理料〉算定患者の高齢化にともなう問題

を示した。

　外来に通院して医療処置を自己管理していた患者に、訪問診療・看護や介護が必要になる、あるいは、退院後、訪問診療・看護や介護を必要とし、後に外来通院で自己管理が行えるようになるかが見通せない患者もいる。

　各施設では、それらに対応するために、地域包括支援センターとの連携が必要になるだろう。

　令和 4 年の診療報酬改定において、C 在宅医療の部に、新しく（C014）外来共同指導料 1, 2 が認められた（1 回）。適応は外来に継続して 4 回以上受診している患者について、在宅での療養上必要な指導を行うために必要な看護・栄養管理の状況等を患者、家族、他の保険医療機関、訪問看護ステーション等と共有することである。

　共同指導は、原則、外来で当該患者の診療を行っている保険医療機関と当該患者の在宅医療を担う保険医療機関の関係者全員が患家において実施することになっている。共同指導には、当然、外来で患者の在宅療養指導管理料や在宅療養指導料にかかわる支援を行ってきた看護師も含まれ、その活躍が期待される。

　施設内および施設を超えた仕組みづくりに関しては、第 5 部に実例を紹介しているので、ぜひ、そちらをご覧いただきたい。

外来看護の
実際

第5部では、外来看護の役割とそれを果たすための活動について、性格と規模の異なる二つの医療提供施設における実際を紹介する。一つ目は私立の大学医学部付属病院、もう一つは地域医療の中核を担う地域基幹病院である。それぞれの病院の特徴に合わせて、外来を医療と生活をつなぐ場と位置づけ、すべての外来患者の治療・処置・指導を円滑に進めるための体制づくりを基本として、多くの患者の中から支援を要するケースをどのように捉え、看護の専門性を発揮できる体制をつくっていくか、入退院支援部門や地域との連携の仕組みをどのようにつくっていくか、看護師に求められる能力をどうやって開発していくか、そしてそれらをうまく行う要が看護基準や看護記録の整備であることが、記録の内容にも触れつつ述べられている。また、診療報酬行為の提供の実情についても紹介した。

　二つの実例から、外来での看護の役割や専門性について、読者の皆様の一層の理解と関心が深まり、人々への看護が充実することを期待したい。

1 看護の専門性を発揮して患者の生活を支える──杏林大学医学部付属病院

　超高齢社会に向けた医療構造の変化にともなって、外来で行われる治療、処置は高度化している。医療依存度が高く、セルフケアや意思決定に何らかのサポートを要する患者・家族が多く存在するにもかかわらず、外来の現場は事務作業や多数の受診患者への対応に追われている。

　外来看護の対象者は、外来で治療を受け、自宅に帰り療養する生活者である。医療と生活、両方の視点をもった看護師こそが看護の専門性を発揮し、生活を支えるキーマンとして活躍してほしい。杏林大学医学部付属病院（以下、当院）の外来では、そのような思いで外来看護の質の向上を目指し、さまざまな取り組みを行っている。

1 │ 外来看護の質向上を目指して

❶外来診療の現状と外来看護師に求められる役割

当院の外来診療と看護体制

　当院の概要を**表1**に示す。外来は地下2階から地上6階のフロアに17の受付カウンターがあり、臓器別に複数の診療科が診療を行っている。受付ごとに平均して10室以上、多いところでは18室の診察室が配置されている。多くの受付エリアにはそれぞれ処置室も併設されている。外来全体では平均して1日約77名の看護師が処置や検査介助を含めた業務にあたっている。原則、受付カウンターの診療エリアを1つの看護単位として看護師を配置し、1日に必要な人員は患者数や検査・処置件数を考慮し決定している。小児外来と産科外来は病棟と完全一元化し、アイセンター（眼科）や外来治療センター（化学療法）は配置の約8割を病棟看護師とした部分的な一元化による人員配置を行っている。その他の診療科には曜日や時間を決め、病棟看護師が診察や処置介助に入るなど目的に応じて流動的な配置を行い、外来と病棟の連携体制をとっている。

一般外来における看護

　在宅療養に何らかの支援を要する患者（要援助者）は多く存在している。一般外来の看護師には多数の患者の中から要援助者を捉え、必要な支援を行うあるいは専門の窓口につなぐという役割が求められる。しかしながら複数の医師が同時進行で診療を行う中、処置介助や来院患者の観察・対応、

表1　杏林大学医学部付属病院の概要（2023年度統計）

所在地	東京都三鷹市
病院の特徴	東京都西部多摩地域唯　の大学医学部付属病院本院であり、特定機能病院として地域の中核的医療センターの役割を果たしている。高度急性期病院として、がん診療拠点病院、災害拠点病院としての役割を担っている。
病床数	1137床
平均在院日数	12日
一日平均外来患者数	2000名
看護職員数・経験年数など	病院全体：1495名
	うち外来勤務：90名（常勤88名、非常勤2名）
	平均臨床経験年数：約19年、外来での平均勤続年数：6年

電話応対、事務作業などに追われ、なかなか患者と向き合う時間が取れないのが現状である。

外来で看護の専門性を発揮するために

　看護師が看護の専門性を発揮し、生活者である患者・家族を支える看護を実践するために、①外来看護体制の整備、②外来看護記録の工夫、③在宅療養支援システムの構築、④外来看護師の教育体制の整備、⑤看護相談外来の運営に取り組んでいる。

2 ｜ 外来看護体制の整備

❶業務量に応じた人員配置の検討

　外来には、限られた時間の中で業務が集中する、患者数や処置内容や件数により、看護師の必要数が変動するなどの特徴がある。また育児期間中や体調変化等により突発的な欠員が生じることも多い。外来看護の質の向上のためには、安全に業務を行うことが最優先であることから、業務量に応じた流動的な看護師の配置が不可欠である。

　当院では外来看護師の業務量調査を行い、診療科ごとの業務内容や量、忙しい曜日や時間の変化を明らかにし、看護師配置の検討を行った。その結果から、看護師が受付カウンターごとの複数の診療科を担当できるようにし、曜日や時間ごとに忙しい診療科をサポートし合える体制が必要と考えられたため、看護体制の明確化を図った（**表2**）。

　その上で、診療の補助業務、直接看護業務、間接看護業務といった看護師でなければできない業務が多い診療科の看護師配置を厚くし、診療にともなう事務作業が多い診療科は、他の診療科と連携体制をとり、看護師が効率的に動くことができるよう診療科間でサポート体制をとっている。今

表2　杏林大学医学部付属病院の外来看護体制

- 外来看護師は受付カウンターエリアの複数の診療科を1単位として主担当（業務量調査の結果やフロアの位置関係から単位を設定）
- 外来配属1年をめどに、主担当以外の診療科を副担当として担当
- 副担当する診療科は受付単位ではなく診療科単科とする
- 曜日によって担当医師や診療内容が異なるため、原則の担当曜日を決める
- PNS®導入により、各診療科でペアによる看護実践を行う

後は、より一層、看護の専門性が発揮できる時間を捻出するためにも、看護補助者や事務員、医師事務作業補助者とのタスクシフト・シェアが課題である。

❷リーダー看護師による人員配置調整と応援体制

外来ではその日の患者数や処置件数、急患対応などにより、業務量の変動が大きい。日々の業務量に応じて流動的に人員配置を調整するために、15時半を目安にリーダー看護師が各診療科をラウンドし、業務状況を把握して、業務の落ち着いた診療科から業務の終わっていない診療科への応援体制をとっている。また、ラウンド時には翌日の患者数や処置内容など業務状況の見通しもつくため、翌日の人員の過不足について把握を行っている。最終的に当日の全体朝礼で、突発的な欠員も含め業務分担の調整を行い、業務量に応じた配置を決定している。

3 │ 外来看護記録の工夫

❶目的に応じた記録様式の工夫

看護実践について、実施した内容と結果・患者の反応などを記録に残すのは看護を行ったことの証明であり根拠となる。また、記録により患者情報を共有することができるため、継続看護やチーム医療の充実につながる。

多忙な外来業務の中で、隙間時間を利用して効率よく看護記録を行うためには、記録の対象者や目的に応じた記録様式の工夫が必要である。当院では「何を」「どこに」「どのように」記録するのか、場面に合った記録が効率的にできるよう基準を整備している。

記録の対象者を①注射および点滴・処置を行う患者、②症状があって経過観察を行う患者、③診療や在宅療養に関する相談・指導を行う患者、と定めている。

また、外来で病名告知や治療方針を決定する場面が増え、I.C（インフォームドコンセント）に看護師が同席することもある。そのため、医師の説明に対する患者の反応やその後の看護師の支援の内容と結果を記録している。

問診票の活用

　外来では限られた時間での情報収集と記録が求められる。診療科特有の症状や聴取したい内容をあらかじめ初診問診票の項目に挙げて記載してもらうことで効率的に情報収集を行っている。医療安全の観点からアレルギー情報も初診時に聴取できるよう問診票を活用している。また予約外受診の際の受診理由を尋ねる問診票や、化学療法施行中の副作用問診票、意識レベルが清明ではない患者の問診票、家族背景や介護状況を尋ねる基本情報問診票など、目的に応じて活用している。

経過一覧表 (経時的観察記録)

　外来での治療や処置に対する継続的な状態観察は、治療経過の全体像を把握しやすいよう、温度版形式のフォーマット「外来経過表」を使用している。外来経過表の観察項目は、診療科特有の症状をセット化して登録している。例えば循環器系では胸部不快や胸痛、末梢冷感、浮腫の有無や程度など、脳神経系では四肢麻痺の有無や程度、瞳孔径などである。また、外来全体では「一般 (標準)」「輸液」「輸血」として共通の観察項目をセット化している。観察項目を標準化することにより、必要な観察事項の水準を確保できるとともに、登録されている記録を選択すれば項目が自動入力され、効率的な記録に役立っている。

クリニカルパス・チャート

　自己注射の患者指導や生物学的製剤投与など、指導や治療の手順が多いものは、クリニカルパス (図1) やチャートを作成し使用している。その他、認知症患者の初診パスや在宅酸素療法導入パスなどがある。クリニカルパスやチャートを活用し記録を行うことで、看護実践の過程を確認しながら実施でき、医療安全や作業効率につながっている。また、経過を確認しやすいため、治療計画の進行を評価できる。

テンプレート

　患者指導や面談などの目的があらかじめ決まっている場合は、指導内容や必要事項が入力できるテンプレートを使用している。

　例えば、糖尿病療養指導外来では「糖尿病療養指導記録」としてひな形を作成し、日時や担当医師、指導項目を選択できるようにし、指導内容と患者の反応は文章で入力できる形式としている。

使用するツール・システム

スクリーニング
（第 1 段階アセスメント）
在宅療養に支援を要する患者の抽出
外来継続看護対象者として、プロファイルにチェックし、継続的に介入

☆外来継続看護対象者基準
- 症状悪化による入退院を繰り返している
- がん末期、慢性疾患の終末期など、症状の悪化が予測される
- 指導見守りの必要な継続的医療処置がある
- 必要な受診行動、服薬管理を行うことができない
- ADL・IADL の低下が予測される
- 通院・療養生活に支援が必要だが、適切な支援者がいない
- 認知症症状の出現・悪化がある
- その他、看護師が外来継続看護対象者と判断した患者

患者情報の収集
- 今後の治療の見通し・IC の内容
- 本人・家族の捉え方
- 現在の生活状況・介護体制
- 本人・家族の療養希望

外来―入退院
支援連絡会議
にて情報共有

第 2 段階アセスメント
在宅療養支援の方向性の確認
（本人・家族の療養希望に近づけるために何が必要か）
- 看護師カンファレンス
- 多職種カンファレンス
（患者・家族、医師、入退院支援 Ns、MSW）

- 外来・基本情報用紙（問診票）
- 患者プロファイル、退院支援スクリーニングシート

必要な支援の実施
外来継続看護対象者として、プロファイルにチェックし、継続的に介入

- 看護情報連絡表
- 看護サマリー

必要に応じて病棟・地域への情報提供

病棟・地域からの情報提供

図 1　杏林大学医学部付属病院　外来における在宅療養支援システム

看護情報連絡票

　入院期間が短縮し、退院支援や地域連携の強化が求められる中、外来診療の場面で捉えた看護の情報を積極的に地域の医療者に伝え、ケアをつないでいくことが重要である。地域で在宅サービスを受けている患者が受診した際に、看護師が申し送りの必要を感じた内容を記載できるよう「看護情報連絡票」という用紙を作成し使用している。例えば、外来で医療処置を行い入所施設に帰る場合に、施設のスタッフに処置の内容やその後の注意事項を伝える目的で記載している。また、終末期の患者が訪問診療や訪問看護などの在宅サービスを導入する際に、患者・家族の希望を伝えるなど、医療情報だけでなく生活目線での看護情報を伝える場合などに記載している。

4 ｜ 外来における在宅療養支援システムの構築
❶多数の患者の中から要援助者を捉える仕組みをつくる

　外来では受診患者全員に看護師がかかわることは難しい。看護の働きかけが必要な要援助者に継続的にかかわるためには、患者を捉えるためのさまざまな工夫が必要である。

受診前の情報収集

　予約制の外来の場合は、事前に受診予定の患者を把握することができる。その際に検査結果や処置の有無などの診療準備だけでなく、看護の視点で情報収集することが必要である。診療科や外来の特徴に応じて、優先的に看護の働きかけが必要と考えられるケースを抽出し、医師にも診療時には声をかけてもらうなど協働することが大切である。

継続看護対象者の抽出（スクリーニング）

　当院では受診前の情報収集や、診療の場面で外来における継続看護対象者の基準を決めている（図1右）。基準に当てはまる患者を捉えた場合は、まず声を掛ける。全体像を把握するために待ち時間などを利用して基本情報問診票を記載してもらうことから取り組んでいる。

朝のミニカンファレンスで情報の共有

　診療科ごとに申し送りのための予定表を作成し、継続的な看護が必要な患者の受診予定を把握・共有できるようにしている。朝の全体朝礼の後、

各診療科で 5 ～ 15 分程度のミニカンファレンスを行い、予定表を活用し、業務調整や継続看護対象者に対応できるよう行動計画を立てている。

　外来看護師は、育児や自身の体調、家庭の事情等の理由で、病棟から外来へ異動し就労を継続している者が多く、病棟に比べ平均年齢が高い。時間的な制約や業務内容に制限はあっても、人生経験が豊かで看護の知識、技術をもった熟練ナースが多いとも言える。

　こうした熟練ナースたちの経験を活かしてミニカンファレンスを実施することで、患者情報の共有や援助の方向性を考え、必要に応じて医師や他職種を含めたチームカンファレンスへ発展させていきたい。

共有ツールを用いた患者情報の共有

　外来では必ずしも受診患者全員のカルテを開くわけではない。予約受診患者の把握は申し送り予定表を用いて行うことができる。しかし継続看護対象者が予約外で受診する場合や、主たる診療科以外の診療科を受診する場合にも対象者を把握するための工夫が必要となる。当院の電子カルテシステムには、患者プロファイルや退院支援スクリーニングシートに「外来継続看護対象者」を選択できるチェックボックスがあり、チェックを入れると、外来の受付患者一覧画面の「看護」欄に☆マークが表示されるという機能がある。外来で継続看護対象者を捉え働きかける場合や、病棟を退院する際に引き続き外来で看護師の観察・指導が必要とされる場合は「外来継続看護対象者」にチェックを入れている。この機能を活用することで、前日の情報収集で、翌日受診予定患者から継続看護対象者をピックアップし、予約外受診の際にも継続看護対象者を把握することができている。

❷入退院支援との連携

外来―入退院支援連絡会議

　当院では患者支援センター・入退院支援部門が在宅療養支援のための相談窓口となっている。外来は地域と病棟の間にあり、患者が入院病棟から地域へ帰った後のサポートや、不要な入院を避けるために外来通院時から必要な社会資源を導入するなどの役割が求められている。継続看護対象者の患者情報を入退院支援看護師と外来看護師が共有し、支援の方向性を検討する目的で週に 1 回、連絡会議を行っている。入退院支援看護師から退院後に継続支援を要する患者情報を、外来からは通院中で今後在宅療養に

支援を要すると考えられる患者情報を相互に伝え共有し、カンファレンスを行っている。

外来での在宅療養支援看護師の役割

外来では「外来在宅療養支援看護師」として、院内の退院支援委員会の研修を受講した看護師を中心に各階1〜2名の担当者を決めている。入退院支援部門との連絡会議に参加し、患者情報を整理し支援の方向性について各診療科の外来看護師と共有を行っている。入退院支援部門と外来をつなぐ役割や在宅療養継続のための支援について外来における相談窓口としての役割を担っている。

5 │ 外来看護師の教育

❶外来看護に必要な知識

外来で行う治療・処置は高度化している。看護師は患者の治療計画を理解し、治療過程がどの段階にあるのか、今後予測される経過など、疾患や治療に対する専門的知識を得ておく必要がある。そのためには日ごろから医師と情報を共有し、勉強会を開催するなど継続して学習する機会を得ることが大切である。また介護保険制度や身体障害者手帳、生活保護制度など、福祉の仕組みを理解しておく必要がある。在宅療養を支えるために利用できる社会資源について知識をもつことで、支援を必要としている患者に気づき、支援のための専門の窓口につなげることができる。当院では、院内のMSWや訪問看護認定看護師などに講師を依頼し、外来看護師に向けて勉強会を開催している。また、看護研究に介護に関するテーマを挙げて取り組み、学習の機会を得ている。

❷新規配置者のオリエンテーション

新規に外来に配置された看護師に対して、配置1日目に看護管理者による全体オリエンテーションを行い、外来の概要や看護体制などについて説明を行っている。その際に外来看護の対象者は社会生活を営む療養者であるということ、外来看護師には医療と生活をつなぎ、生活を支える看護が重要であるということについて約1時間の講義を行っている。

その後、担当する診療科で先輩看護師が業務についてオリエンテーションを行う。その際、各診療科で作成したオリエンテーションパスを使用し

ている。オリエンテーションパスの内容は、各診療科で習得が必要な看護技術を「注射・点滴」「検査」「処置」「指導」「診療科の取り決め」の項目に分けて、難易度の低いものから順に挙げている。オリエンテーションパスを活用することで、新規に配置された看護師のオリエンテーションの進行状況が把握でき、習熟度評価や人員配置などにも活用できている。

6 │ 看護相談外来の運営

　2004年、助産外来の運営開始を先頭に、現在18の看護相談外来（**表3**）を運営している。当院では、看護職が主導して行う看護相談業務を加え「看護相談外来」と名称し、医師や他職種との連携・協働のもと行っている。

開設と運営規定

　運営にあたり、「杏林大学医学部付属病院看護相談外来運営規定」「看護相談外来安全管理指針」を定めている。新規開設する際には、「開設願い」申請と開設する看護相談外来の「運営規定」を作成してもらい、看護部内での審議を経て病院長の承認を得ることとしている。「運営規定」には、看護相談外来の目的や定義、対象者、運営方法（担当者および担当者の要件、業務、料金、安全管理、会議、運営評価など）を明記している。また、「看護相談外来運用状況一覧」として、各看護相談外来における医師の指示や依頼方法、予約から会計までの流れ、記録の方法を整備し、外来の算定料金等含め明文化している。

看護相談外来の実践評価

　看護相談外来の運営評価は、これまで受診患者数や指導料・指導管理料件数を評価指標としていた。日本看護協会「労働と看護の質向上のためのデータベース（DiNQL）事業」への参画を通し、看護相談外来での継続的な看護実践がどれだけ患者の状態改善や満足度向上につながったのか、患者における成果を評価指標とすることへ変更した。

　各看護相談外来の構造（担当人員、運営体制、運用状況、安全管理など）、過程（看護相談外来の実施内容、件数など）、成果（検査値改善、行動の改善、QOLの改善、満足度など）の現状を洗い出し、そのうえで患者や家族に最大の成果をもたらすために、構造や過程の取組み内容で改善が必

表3　杏林大学医学部附属病院　看護相談外来

	看護相談外来 名称	担当	実践内容概要
1	助産外来	助産師	妊婦健康診査および保健指導を行う
2	母乳相談室		産後の女性とその子どもに対しての継続的な育児支援、卒乳・断乳までの母乳育児の推進、乳房トラブルの対応を行う
3	すくすく授乳相談	看護師・助産師	NICU/GCU を退院した児とその母親に対し、直接母乳哺育と成長への支援を行う
4	下肢救済フットケア外来	皮膚・排泄ケア認定看護師	下肢潰瘍の早期治癒、異常の早期発見、治癒後の再発予防ができるように指導を行うと共に、創部の処置、胼胝処置や爪ケアなどのフットケアを行う
5	胼胝（べんち）外来		下肢潰瘍の再発予防や異常の早期発見ができるように指導を行うと共に、再発予防のための胼胝処置や爪のなどのフットケアを行う
6	ストーマ（スキンケア）外来		ストーマ造設予定患者のストーマ術前オリエンテーションおよび造設後の皮膚トラブルや管理トラブル、術後晩期合併症に対処できるようケアを行う
7	排便管理外来		脊椎疾患患者の排便障害や排便障害を有する患者に対して、失禁に伴う身体的、精神的、社会的問題に対しアセスメントしケアを行う
8	骨盤底筋（尿失禁）外来		排尿障害を伴う患者に対して、排尿障害に伴う身体的、精神的、社会的問題に対してアセスメントしケアを行う
9	自己導尿外来		神経因性膀胱や下部尿路通過障害などにより、排出障害をきたした患者に対して、自己導尿を行うことができ、自己導尿による合併症が予防できるようにケアを行う
10	小児便秘外来		慢性機能性便秘症や何らかの原因による排泄困難、または先天性疾患による排泄障害に対し、排泄管理や異常の早期発見とケアを行う
11	糖尿病療養指導外来	糖尿病看護認定看護師・看護師	糖尿病を持つ患者やその家族に対して、療養生活における技術や知識の提供を行う
12	予防的フットケア外来		糖尿病を持つ患者で、糖尿病足病変のリスクを抱える患者および、その家族に対して糖尿病足病変の予防を目的とする処置と指導を行う
13	肺高血圧症看護相談指導外来	看護師	持続静注・皮下注射療法の管理指導・生活指導を行うこと・意思決定支援をし、在宅管理上で抱えている問題や負担感、予後への不安に対する精神的支援を含めた支援を行う
14	HIV 感染症看護外来	看護師	患者自らが正しい知識のもとで健康管理を行い、治療に関しての意思決定ができる指導および情報提供をする
15	造血幹細胞移植後フォローアップ外来	がん化学療法看護認定看護師・看護師	造血幹細胞移植後の患者やその家族に対して、移植後の療養生活に対するセルフケアを行えるよう支援を行う
16	リンパ浮腫セルフケア相談外来	看護師	リンパ浮腫患者（リスク患者）が抱える問題に対し患者が問題解決できるよう知識提供とセルフケアが行えるよう指導を行う
17	腹膜透析外来	透析看護認定看護師・看護師	腹膜透析における知識と技術の提供、相談を行うことで、患者やその家族が主体的に治療や療養にとり組めるよう支援を行う
18	腎臓病保存期外来	看護師	保存期の慢性腎臓病をもつ患者やその家族が、健康管理に取り組めるよう情報提供と相談を行う。患者にとって最善と考えられる腎代替療法を医療者・患者が共同で意思決定できるよう支援を行う

要と思われるものを年間課題とし、改善計画立案と実施・評価を行う方法とした。

評価は、各看護相談外来を担当する認定看護師・看護師が集合し、報告会形式で行っている。これにより、自身が担当する看護相談外来の以外の看護相談の実践状況を知ることができた。また、糖尿病や腎疾患など関連する領域の看護相談外来の連携と協働による患者・家族への支援の必要性を認識するきっかけともなった。

看護相談外来の成果として、検査値改善、行動の改善、QOL の改善等の指標抽出と測定には課題もあるが、看護相談外来の質向上に向けて本取り組みを継続している。

入院や通院は一時の出来事であるが、患者・家族の生活は切れ目なく続いている。入院期間が短縮されても、患者が困らずに在宅療養を継続するためには、必要なときに必要な支援を受けられるタイムリーなかかわりが重要である。地域と病棟との間にある外来で、医療と生活の両方の視点をもつ看護師が支援の必要に気づき、専門の窓口につなぐという重要な役割を担っている。しかし、外来で看護師が多数の患者すべてにかかわることはできない。要援助者を捉え、支援を行うために医師や他職種との連携、情報を共有する仕組みづくりなどを進めていきたい。また外来看護師の役割に対する認識を深め、外来で看護師が看護の専門性を発揮できるような環境づくりに引き続き取り組んでいきたい。

参考文献
・高崎由佳理（2014）：外来における人的資源管理, 新時代の外来看護, Vol.19, No.2, p.080-088.
・高崎由佳理（2015）：外来看護を見える化する業務量調査, 継続看護時代の外来看護, Vol.20, No.3, p.121-132.

2 専門性を活かした看護外来の開設と運営の継続─神戸市医療センター中央市民病院

1 │ 9年連続1位を誇る救命救急センターをもつ地域基幹病院での外来看護

　当院は、神戸市の基幹病院として、①24時間365日市民の命と健康を守る、②高度先進医療を市民に提供する、③癒しと安らぎの環境で患者本位の医療を提供するというコンセプトのもと、「最後の砦」としての役割を果たし続けている病院である。厚生労働省が発表している救命救急センターの評価結果で、平成26年度から9年連続1位を獲得しているように、特に救急医療に力を入れている。当院の救急医療の充実は、救命に留まらない入院中の治療、看護などの医療の提供、退院から外来への医療の継続、地域医療機関との連携があるからこそ成り立っていると言える。

　今回は、そんな「断らない救急」を標榜する当院で、2008年～2020年末まで慢性疾患看護専門看護師として経験した外来看護の実際を紹介する。筆者は管理者ではなくリソースナースの1人として外来に勤務していたため、外来の全体像を把握できていたわけではない。また、現在は病棟勤務のため直近の外来看護の状況とは少し異なる点はあるが、日々変化する状況の中でリソースナースとしてみた外来看護を紹介する。

❶当院の紹介

　当院は、病床数768床、34診療科をもつ地域基幹病院である。2022年度の実績を**表1**に示した。「最後の砦」として断らない救急を実践しているため、救急受診者数や手術件数はCOVID-19の感染症分類5類へ移行後、コロナ禍前の状況に戻りつつある。コロナ禍で地域連携を強化、逆紹介を推進したこともあり、外来患者数は、コロナ前の1日平均1800-1900名からは減少しているものの、外来で治療を継続している多くの患者が当院での受診を継続している。病床利用率、平均在院日数を見てわかるように、どんなに大きな手術をしても、救急入院であっても、急性期治療が終われば、短期間で退院・転院となり、医療依存度が高い状態で外来へ移行

表 1　神戸市立医療センター中央市民病院の概要
（2022 年度実績）

病床数	768 床
診療科	34 科
病床利用率	82.9%
平均在院日数	11.7 日
外来患者数	1,678 人/日
紹介率	70.9%
逆紹介率	123.5%
手術件数	9,313 件
救急外来受診件数	26,086 件/年
救急車搬送受け入れ件数	8,737 件/年

していくことを示している。退院後の生活に向けた患者教育や日常生活に戻るためのリハビリを十分に行えないまま外来に移行しているのである。またがん診療では、精査・告知が外来で行われるようになり、入院で行う治療は限られたものとなっている。そのためがん患者や家族の告知後の支援、治療中のサポート、緩和ケアなども外来看護師が中心に実践している現状がある。つまり、外来看護は医療において重要な役割を担っているといえる。

❷外来の看護体制

　当院の外来は、外来化学療法センター、中央処置室など診療の補助を中心とした部門と 5 ～ 6 診療科ごとに外来看護師が配置されている（図 1）。外来看護を担う看護師は、正規職員 58 名、パート職員 25 名（2023 年 4 月現在）で、正規職員は、ライフステージにおいて事情がある産休前、育休後、時短勤務者であったり、自身に健康上の不安があったり、急に出勤できなくなることもあり、部門を超えた応援体制を築くように努めている。つまり、1 人の看護師が多くの診療科の患者を担当することとなり、外来看護師にはさまざまな状況に柔軟に対応することが求められている。ただ正規職員もパート職員も経験豊富な看護師であり、これまでの経験を活かしてその場の状況に適応し、看護を提供する力があることが強みとなっている。

　しかし、入院期間の短縮により外来治療に重点が移行している現在、外

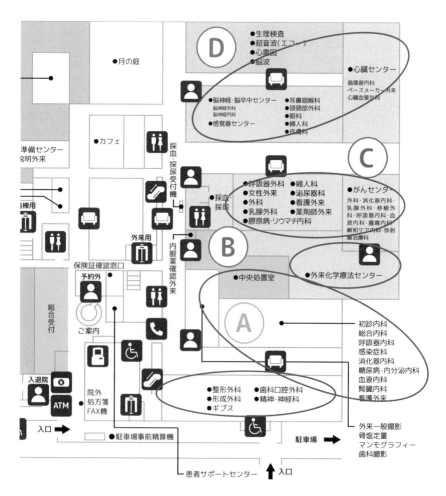

図1　神戸市立医療センター中央市民病院　外来部門

来看護師には各診療科の専門的な治療に対する知識と治療を受けながら生活する患者の支援が求められている。ただライフステージ上の事情がある職員が多いなど、外来の看護体制を考えると、看護師が各診療科の治療を学び、専門性の高いケアを実践する時間的、人員的な余裕がないのが現状である。そこで、当院では専門性の高い看護を提供するべく、多くの看護外来を開設し、運営している。

2 | 専門性の高い看護外来の開設と運営

　当院の看護外来の概要を**表2**に示す。当院では、20年以上前からET（enterostomal therapist）が独立してストーマケア外来を運営していたが、看護師が主導で行う看護外来の開設が進んだのは2008年以降である。現在は外来に3つの看護外来の診察室があり、8つの看護外来を運営している。

　筆者は、2007年に慢性疾患看護専門看護師の資格を取得し、病棟勤務から外来への異動を希望し、外来で専門性の高いケアを提供する場をつくりたいと看護管理者に何度も企画書を提出した。

　日本看護協会が「外来看護」と「看護外来」の違いを定義したように[1]、「看護外来では、一定の時間と場所を確保し、生活にともなう症状の改善や自己管理の支援などを医師や他職種と連携して看護師が主導して行う」こととなっており、時間と場所の確保が課題であった。

　ここで、筆者が開設したフットケア外来と心不全看護外来の開設の経緯と運営、その課題について紹介する。他に、がん看護相談外来について紹介する。

❶フットケア外来の開設と運営

　2008年の診療報酬の改定において糖尿病合併症管理料の算定が認められた。筆者はまずフットケア外来の開設の企画書を看護管理者に提出するとともに、フットケアチームの症例検討を行っているカンファレンスに参加した。

表2　看護外来の概要（2023年8月）

	担当者	頻度
ストーマ外来	皮膚・排泄ケア認定看護師	週3回
フットケア外来	フットケア研修修了者	週1回
リンパ浮腫ケア外来	リンパ浮腫ケアの資格取得者	週2回
心不全看護外来	慢性心不全看護認定看護師	週1回
がん看護相談外来	がん化学療法看護認定看護師 がん看護専門看護師	週5回
乳がん看護外来	乳がん看護認定看護師	週2回
LTFU外来	造血幹細胞移植に関する専門研修の修了者	週2回
呼吸器看護専門外来	呼吸器内科病棟看護師	週1回

当院では閉塞性動脈硬化症などの重症下肢虚血患者に対する先進的治療を行っており、循環器内科、皮膚科、形成外科、糖尿病内科、心臓血管外科などがフットケアチームとして症例検討を行っていたが、そこに看護師は参加していなかった。血流障害に対する治療を行っても、潰瘍の処置、生活習慣の改善、足潰瘍の予防、禁煙などが行えなければ、すぐに潰瘍は再燃し、下肢切断に至ることもあり、治療とともにフットケアが重要であると考えた。

　そこで、当院に通院する糖尿病患者数をもとにフットケア外来の対象となる患者数を推測し、週1回フットケア外来を開設したときに得られる診療報酬を算定、フットケアに必要な物品の購入費用、フットケア外来を担う看護師の人件費等を試算して、どのくらいの期間で収益を得る状況に持っていけるのかを示した。また経済的な側面だけではなく、重症下肢虚血患者の下肢切断とその後の死亡率などのデータを示し、それを予防することで患者のQOLの維持、向上につながることなどを提示した。筆者は循環器病棟、糖尿病内科の混合病棟での勤務経験があり、また重症下肢虚血に関するアセスメント、知識に関しては循環器内科医師から支援を受けた。フットケアに関しては、大学院修了後から個人的にニッパーによる爪切りを習いに教室に通い、技術を習得し、下肢潰瘍に関するケアに関しては、皮膚・排泄ケア認定看護師にその都度相談しながら知識と経験を重ねた。

　看護管理者から週1回のフットケア外来の開設が認められた後は、患者のリクルートのため糖尿病内科、循環器内科外来を担当する医師にフットケア外来の目的を説明し、患者の紹介を依頼した。外来業務が落ち着いた時間には皮膚科外来に行き、皮膚科医の診察について、ケアの方法を検討し、足潰瘍や陥入爪などフットケアが必要な患者のケアに当たった。

　目が見えない、足に手が届かないなどで爪切りを希望する足病変のリスクが高い糖尿病患者から、重症下肢虚血で難治性潰瘍を抱える患者、血行再建後の血流の維持が目標の患者など、その患者が足を守るために必要なケアを実践した。潰瘍が治癒しても再発しないように靴の選び方、靴の履き方、装具外来との連携による足底板作成による除圧、血流の改善のための足関節の底背屈の運動や歩行の重要性を指導するなど、患者教育も同時

に行った。その結果、順調に受診患者数は年々増加し、300 〜 350 件／年の糖尿病合併症管理料を算定した。

　2017 年ごろから、フットケア研修を修了した糖尿病内科の病棟看護師が月に 1 回フットケア外来を担当するようになった。筆者が病棟へ異動した後はその看護師がフットケア外来を引き継いだ。

❷心不全看護外来

　筆者は循環器病棟の勤務が長く、心不全で入退院を繰り返す患者に専門的な看護を提供したく、慢性疾患看護を学び、専門看護師になったため、心不全看護外来を開設することが一つの大きな夢であった。しかし、当時は、心不全患者の療養支援を外来で行っても算定できる診療報酬はなく＊、戦略を立てて、看護外来開設の必要性を示していく必要があった。

　そこで、2010 年度に当院に心不全を主病名として入院した全患者の情報を紙カルテから収集し、当院に入院する心不全患者の特徴をまとめ、平均在院日数、再入院率や入院医療費などを調査した。

　そのデータから、当院に通院する心不全患者の中には低心機能で末期心不全の状態である患者も多く、再入院を完全に予防することが困難であることがわかり、再入院予防ではなく、重症化予防と救急受診ではなく早期外来受診で対応することを目標とした心不全看護外来の企画書を作成した。

　2011 年に新病院への移転が決まっていたため、新病院で看護外来の場所の確保ができるようにデータ収集を計画的に行ったのである。看護管理者からの支援もあり、2011 年に週 1 回で心不全看護外来の開設が認められた。

　心不全看護外来の開設にあたり、図 2 のようなフローチャートを作成し、外来クラーク、循環器内科医に協力を依頼した。循環器内科外来は、3 診察室あり、1 日平均 150 〜 200 名の患者が受診しており、心不全患者は毎日どの診察室にも受診する状況で、週 1 回だけでは支援しきれない状況があった。毎日心不全看護外来を開設することを目指し、まずは与えられた週 1 回の心不全看護外来の場で専門的なケアを行うことで、患者の行

＊　令和 6 年度の診療報酬改定で、退院後 1 月以内の慢性心不全患者が在宅療養指導料の対象となった。

心不全看護外来　運用フローチャート

目的：①フィジカルアセスメント、症状マネジメント、セルフモニタリング法を用いて、心不全を起こしやすい身体を理解し、異常の早期発見・急性増悪の予防に努める

②重症心不全患者、ICD・CRTP・CRTD導入患者の精神的支援（抑うつ・不安の緩和・予防）の充実を図る

心不全外来看護　対象患者

①入退院を繰り返す慢性心不全患者、退院後1～2週間以内の退院早期の心不全患者（自己管理が不十分と医師が判断した場合、患者が希望し主治医の許可が得られた場合）

②ASV/在宅酸素療法を導入し、管理料を算定している慢性心不全患者

③ICD/CRTD導入後、または不整脈などで不安が強い患者

④糖尿病・PADがあり、フットケアが必要な患者（金曜日に来院できない患者）

 循環器内科医師の指示のもと受診する。

心不全看護外来の予約の方法（権限；循環器内科医と担当者）

① 当日の予約：予約枠の空いている時間に予約を取り、医師またはクラークからPHS＊403仲村に連絡する。

② 予約を取って受診する場合：主治医が予約枠の空いている時間に予約を入れる。

　　予約枠（診療予約の共通）：月～木曜日（水・木曜日；午前中）1人30分～60分／枠

 60分必要な場合は、2人分を選択する。

心不全看護外来の受診

循環器内科診察前に、採血・レントゲン・心電図などの検査終了後～結果が出るまでの時間に看護外来で問診、体調確認を行い、診療録・付箋に記載をする。

心不全看護外来：ケアの内容

① 血圧・脈拍・酸素飽和度・体重・腹囲測定、CTR測定・計算、心濁音界の聴取、心尖拍動の確認、下腿浮腫の確認などフィジカルアセスメント

② 患者の心不全症状（ICD作動時の症状）の体験の聴取と症状マネジメント

③ 上記から患者に合わせたセルフモニタリング法の伝授

④ 家での生活状況の聴き取り、活動の把握、内服・水分・塩分管理の教育

⑤ 家族のサポート状況の確認・調整

⑥ 心不全の増悪、終末期の不安、ICD作動に対する不安の聴取と対応

 ASV/HOTで管理料算定患者のみ、在宅療養指導料170点を算定。他は無料。

次回予約

患者の希望、必要性に合わせ、次回の予約を取る。

図2　心不全看護外来のフローチャート

表3　心不全入院患者と心不全看護外来受診患者の比較

	2015年	心不全看護外来受診者
患者数	287名（のべ341件）	69名
平均年齢	75.5±11.5歳	67.0±12.5歳
心不全平均在院日数	22.9±19.7日	14.2±5.6日
心不全再入院率	13.2%（1年間）	13.0%（複数年）
かかりつけ医有	55.70%	11.60%

表4　心不全看護外来実績（2017年　通院患者73名）

平均通院間隔	8.3±4.0週（2〜24週）
平均面談時間	28.2±6.6分（15〜50分）
心不全看護外来での支援内容	利尿剤の調整31名（44.9%）、 β遮断薬の調整10名（14.5%）、 その他薬剤調整11名（15.9%）、 地域連携10名（14.5%）、 不安や電話相談34名（49.3%）
頓服利尿剤の管理ができる患者	17名（24.6%）

動や生活が変化し、心不全増悪を避けることができることを示した。

　2016年8月に外来増築、診察室の拡大が予定され、循環器内科外来が新診察室に移行することが決まっていたため、その時点で心不全看護外来を週4回まで増診することとなった。ただ、その後も診療報酬がついていないことを理由に、当時の病院長の意向などを反映して、「本当に必要なのか」というような課題を突き付けられることもあった。そのたびに、受診者数の推移や**表3**のように心不全入院患者と心不全看護外来受診患者の心不全入院時の差をデータで示した。

　2015年の心不全入院患者数287名（のべ341件）、心不全看護外来受診者69名を分析し、再入院率や心不全入院での平均在院日数を比較した。再入院率に差がないように見えるのは、2015年は1年間での再入院を調査しており、心不全看護外来では通院から調査時点までの複数年の平均を示しているためである。心不全看護外来受診患者の年齢が若いのは、平均左室駆出率（EF）36.2%と低心機能の若年重症心不全患者を支援していることが影響している。また、心不全看護外来での支援内容と面談時間（**表4**）、再入院の有無などをすぐに提示できるように常にデータを残しておいた。

COVID-19 の流行により外来受診を心配する心不全患者には電話で体調を確認し、受診が必要だと判断した場合は、感染対策の上受診するように促すなどを行った。筆者が病棟へ異動した後は、心不全看護外来を一時的に閉鎖していたが、現在、慢性心不全看護認定看護師が週1回で再開している。

❸がん看護相談外来

さらにがん看護相談外来を設け、がん看護専門看護師が中心となり、がん患者、家族をサポートしている。さらに告知後より外来看護師とがん看護専門看護師が協働して面談し、心理的支援、症状緩和、療養生活の支援を行っている。月に2回、困難事例に対して各診療科、化学療法センター、緩和ケアセンターの看護師が集まり、合同でケースカンファレンスを行い、患者・家族についての理解を深め、看護ケアについて話し合っている。

❹看護外来を継続する上での課題

筆者が担当した看護外来以外でも、担当者が自らの専門性を活かして外来患者を支援したいと看護外来の開設に取り組んだ結果が現在の看護外来の運営につながっている。また各診療科の医師の協力なくしては看護外来の運営は成り立たないため、診療科部長が集う部長会で看護外来の成果を紹介する機会を得た。これは、看護管理者が専門性の高い看護外来の実践を理解し、継続した運営を支援するために設けてくれたものであった。看護外来は担当する個人の努力と診療科医師や看護管理者の支援の両方が必要であると考える。また看護外来での実践を継続していくためには担当看護師の育成が欠かせない。

3 │ 専門看護外来以外の外来看護の実際

1日1600名あまりが受診する当院の外来患者の中で、上記のような専門性の高い看護外来で支援できるのは一部の患者に限られている。外来患者の中で支援が必要な患者は各診療科に配置された外来看護師が支援している。

❶筆者が所属していた部門での活動

ここでは筆者が所属していた脳神経内科、脳外科、心臓血管外科、循環器内科、皮膚科、耳鼻科の診療科の外来看護を紹介する。

6診療科を有するこの部門は、正規職員とパート職員を合わせて、1日8-10名程度の看護師が勤務している。各診療科の予約状況で配置を決めて、休憩交替や診療時間延長に対応している。

　各診療科で継続看護が必要な患者のIDと名前、年齢、病名、予約日時、担当医師名を記載したExcelの表を作成し、予約日でソートをかけて把握している。外来当日に支援した内容はカルテに記載し、継続表には次回の予約日時と継続が必要なポイントを一言記載し、更新している。外来日当日には前回の医師の診察記録と看護記録を参照し、診察前に確認すべき内容を把握し、空いている診察室や処置室で患者の話を聴き、診察時には同席して、医師との連携を図っている。

脳神経内科脳神経外科外来

　脳神経内科・脳外科の処置室では、脳腫瘍の治療中の若年患者の治療状況を把握し、神経症状の有無を確認し、生活上の困りごとがあれば地域連携につないでいる。またパーキンソン病で薬剤を調整している患者には内服がきちんと行えているか、内服管理表の記載を確認し、On-Off行動の有無を把握、副作用の有無を診察前に確認し、問題点を洗い出し、外来担当医と共有している、薬剤管理が困難な患者の場合は家族が協力できるかどうかを確認し、訪問看護の導入なども検討している。

　ALS（筋萎縮性側索硬化症）の患者は、受け持ち看護師を決めて初回受診から精査、診断がつくまでの経過を見守り、告知の場に同席し、その後の生活を支援している。進行のスピードや現れる症状が病型によってさまざまであり、外来担当医に確認し、業務の空いた時間に定期的にカンファレンスを開催して、所属の外来看護師で共有しながら支援を行っている。胃瘻を作成するか、人工呼吸器装着を望むのか、最終的な療養の場所をどこにするのかなど、多くの意思決定を支援する必要があり、受け持ち看護師だけではなくチームで共有している。受け持ち看護師という窓口が決まっていることで、患者の変化に気づきやすく、タイミングを見逃さずに支援できる。

　そして、地域医療連携センターに外来担当の看護師やMSWがおり、介護保険の申請やケアマネジャーとの連携、訪問看護の導入などの相談に乗ってもらえるが、すでに担当の訪問看護ステーションやケアマネジャー

がいる場合は、外来看護師が直接担当者に連絡して、外来診察の状況を共有し、ケアプランの見直しを依頼したり、自宅での生活状況を確認したりしている。外来看護師が直接地域の担当者に連絡することで、より具体的な情報を得ることができ、また地域側からも外来での様子、診察の状況を知る機会となっている。

循環器内科外来

循環器内科外来の看護師は、心臓センターの病棟看護師と協働し、心臓リハビリテーション（以下、心リハとする）を担当している。入院心リハと外来心リハを病棟看護師と外来看護師とが協働で運営することで、病棟看護師は退院後の患者の生活、様子を知る機会となり、入院中の看護の評価ができ、外来看護師にとっては入院中に心リハに参加した患者の中から外来心リハには参加しない患者を抽出し、外来診察時に体調の確認や必要な支援を継続することが可能となっている。心リハに参加できない入院患者も多く、外来への継続看護は個別に病棟看護師から外来看護師へ引継ぎを行うようにシステム化している。しかし、病棟業務の煩雑さや忙しさなどから十分にそのシステムが活用されているとは言い難く、病棟と外来の継続は他の診療科においても課題となっている。

腹膜透析カンファレンスのように診療科医師と病棟看護師、外来看護師が一堂に会してカンファレンスを開催していることもあり、この場合はお互いに顔の見える関係で普段から患者情報を共有することが可能である。

❷その他の外来での活動

腎臓内科外来

腹膜透析カンファレンスは月１回、朝、外来診察の開始前に病棟で開催しており、病棟看護師が参加しやすい状況となっている。そして外来看護師と直接顔を合わせることで、カンファレンス以外に腹膜透析患者からの夜勤帯での電話相談を病棟看護師が受け、外来受診を勧め、外来看護師へ翌朝情報提供するなどタイムリーな連携が可能となっている。

耳鼻科や皮膚科の外来

耳鼻科や皮膚科では診察とともに処置の介助に看護師がつくことが多いが、同時に吸引指導や嚥下障害のある患者の栄養状態の把握と支援、皮膚科での洗浄、ガーゼ交換処置の教育などを行っている。

4 │ 外来トリアージと救急患者への対応

　当院の外来看護を紹介してきたが、当院の外来看護師にはもう一つ大きな役割がある。それは、外来トリアージである。紹介状を持参して受診する患者、予約日より早めに受診する通院患者、急な症状を自覚して飛び込みで受診する患者が、各診療科に振り分けられる。外来看護師は症状を確認し、紹介状と相違ないか、診療科は適切か、脳梗塞や心筋梗塞のような早急な治療開始が必要な状況ではないかをトリアージする必要がある。手のしびれ、しゃべりにくさを訴え、脳梗塞が疑われる場合には、症状がいつからあったのかを確認し、外来診察室の医師に報告し、直ちに救急外来に搬送することも少なくない。紹介状を持って受診した循環器内科の外来患者が ST 上昇を認めると心電図室から報告を受け、緊急で心臓カテーテル室に送るための前処置を行うこともある。外来受診中に貧血、ショック状態となり意識レベルが低下した患者の対応に迫られることもある。外来看護師は治療を受けながら生活する患者の支援とともに、今まさに症状を訴え受診する急性期の患者にも対応しなければならない。外来看護師には、多くの知識と能力と看護の力を必要とされているのである。

5 │ 現医療体制における外来看護の課題

　これまで述べてきたように地域基幹病院として最後の砦の役割を担う当院での外来看護は多様な状況に対応し、院内の各部門、地域との連携しながら、多くの重要な役割を果たしている。その役割を果たし続けるためには、外来看護師の質の担保が重要であることは言うまでもない。

　ただ先に述べたように、当院でも外来看護師はライフステージ上の事情がある中での勤務であったり、パート職員が 3 ～ 4 割を占めている状況で、十分な時間をとってスキルアップのために学び、知識を深めていくことは困難である。しかし、求められることは年々専門性が高くなっている事実もある。

　そこで、朝の外来診療が本格化する前の時間や、昼から夕方にかけて外来患者数が少なくなる時間に、各部門において勤務時間内の可能な時間で、カンファレンスやミニレクチャーを行っている。外来には多くの認定看護師や専門看護師が所属しているため、そのリソースナースが中心とな

り、新たな知識を外来看護師に提供し、スキルアップに努めている。

　しかし、それだけで十分とは言えないのも事実である。多種多様な患者への対応を求められるため、教科書的な、マニュアル化された看護ではうまくいかないことも多く、ケアに難渋することも少なくない。専門看護師などからの適切なアドバイスが、その患者が受診しているその時にもらえないことも多く、1度支援の機会を逃すと次は1ヵ月後になってしまう。日々の研鑽でスキルアップ、知識の補充をするとともに、臨機応変に看護を展開できる看護師が多くいることが外来看護の質を担保するために重要となるのではないかと考える。

　また、どの組織でも異動がつきものであるが、当院でも定期的な異動により、看護外来を担当する人材が不足し、看護外来の運営が滞ることもある。専門性の高い看護外来の運営であるからこそ、急に交代要員をみつけることもできないため、計画的に人材を育成していく必要がある。そのためには認定看護師や専門看護師の実践が魅力的であることを周囲に示し、その資格に興味を示す看護師を増やしていくことが重要である。さらに資格を持つ看護師が十分にその役割を発揮できるように看護管理者をはじめとした周囲の支援が必要である。

　資格取得は「大変そう」というイメージを持つ若いスタッフが多く、これは筆者をはじめ、認定看護師や専門看護師みんなで取り組まなくてはならない課題である。認定看護師や専門看護師には、資格を持つが故の責任が伴ってくること、それが看護の楽しさの裏返しであることも同時に伝え、看護師を育成していくことが大きな課題ではないかと考える。

　これからの外来看護の課題は、外来看護師のスキルアップと外来看護体制の維持に加え、専門性の高い看護を提供する資格を持つ看護師の育成と配置ではないだろうか。もちろん外来看護が正しく評価され、診療報酬という形で認められることも重要であるが、それだけでは解決しない問題も外来には多く残されている。今できることを、今の外来看護師たちが実践していけるように現状分析と課題の解決を繰り返していく必要がある。

【引用文献】
1）数間恵子編著（2017）：The 外来看護, p.131, 日本看護協会出版会.

資料

1 社会医療診療行為別統計からみる 診療報酬の算定状況

　わが国の保険診療の状況（国民の受療状況）を示すデータには、現在、「レセプト情報・特定健診等情報データベース（National database；NDB）」と社会医療診療行為別統計がある。どちらも、厚生労働省によって管理され、国の施策に活かすことを目的としている。看護についても、入院・外来を含め、提供実態を知ることができる。

　NDB は、その名称のとおり、保険診療のレセプトデータと特定健診のデータとを含むもので、平成 26 年 4 月以降から毎年 1 年間のデータが蓄積されている。保険診療に関しては、全国の医療機関から提出される 1 年間の全レセプトをもとに作成されている。そのうち、汎用性の高い基礎的な集計表を作成し、「NDB オープンデータ」として年度ごとのデータが都道府県別、年齢別等で公表されている。

　社会医療診療行為別統計は、従来より、社会医療診療行為別調査として行われてきたものが、平成 27 年以降、上記の NDB のデータを活用するようになって名称の変更などがされたものである。変更前は、毎年の 6 月の保険診療データ（一部、サンプリング調査、特定機能病院に関しては全数調査）が公表されてきた。変更後は、NDB の 6 月の 1 ヵ月間のデータが社会医療診療行為別統計のデータとして用いられている。

　次ページからのグラフは、社会医療診療別調査および同統計として公表されたデータをもとに作成したものである。

　平成 26（2014）年までと 27（2015）年以降では、調査の方法が異なり、単純に同一のグラフに示すには注意が必要とされているが、継続してみていくことによって、それぞれの診療報酬にかかわる行為の課題などがみえてくる。

　例えば、在宅療養指導料の算定対象は、在宅療養指導管理料算定患者および入院中の患者以外の患者で器具を装着しており、その管理に配慮を要

するものであった。そのどちらがどれだけ算定されているかの内訳はわからない。しかし、在宅療養指導料の算定件数と〈在宅療養指導管理料〉の算定件数とをあわせてみると、同様の傾向を示している。平成14（2002）年と平成27（2015）年では、在宅療養指導料と〈在宅療養指導管理料〉の算定件数は、どちらも約2倍に増加している。このことから、後者の増加が推察される。

　〈在宅療養指導管理料〉については細目ごとの件数が公表されている。〈在宅療養指導管理料〉の算定患者には、訪問診療・看護を受けている患者と外来通院患者が含まれるが、細目の上位を占める項目から、外来通院患者が多いことが推察され、このことが在宅療養指導料の件数増加の背景にあると考えられる。

　また、多くのグラフで令和2年（6月1ヵ月間）の算定件数が減少していることが見てとれるが、これは、Covid 19の流行開始の時期にあたり、受診控えが起こっていたことを示している。

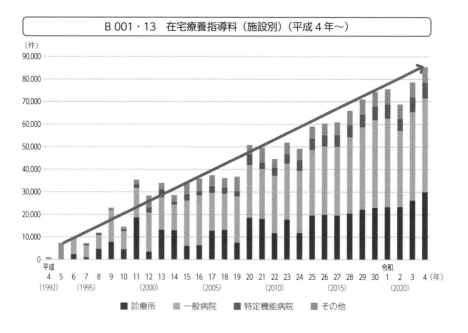

B 001・13 在宅療養指導料（施設別）（平成 4 年〜）

（件）

凡例: ■ 診療所　□ 一般病院　■ 特定機能病院　■ その他

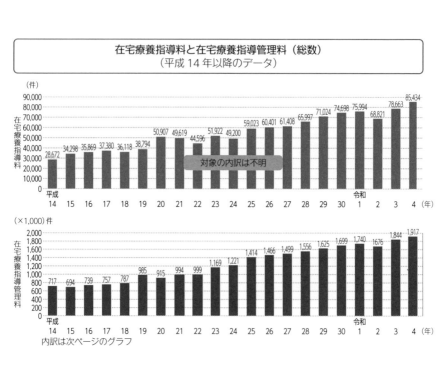

在宅療養指導料と在宅療養指導管理料（総数）
（平成 14 年以降のデータ）

（件）

在宅療養指導料

28,672　34,298　35,869　37,380　36,118　38,794　50,907　49,619　44,596　51,922　49,200　59,023　60,401　61,408　65,997　71,024　74,698　75,994　68,821　78,663　85,434

対象の内訳は不明

（×1,000）件

在宅療養指導管理料

717　694　739　757　787　985　915　994　999　1,169　1,221　1,414　1,466　1,499　1,556　1,625　1,699　1,740　1,676　1,844　1,917

内訳は次ページのグラフ

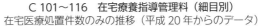

C 101〜116　在宅療養指導管理料（細目別）
在宅医療処置件数のみの推移（平成 20 年からのデータ）

（件）

在宅医療処置を受けている人：
国民の約 1.5%
（重複があり、もう少し少ない）

管理料 1：1,198 件
（適応：心不全）
管理料 2：555,274 件

2,000,000
1,800,000
1,600,000
1,400,000
1,200,000
1,000,000
800,000
600,000
400,000
200,000
0

平成									令和				
20	21	22	23	24	25	26	27	28	29	30	1	2	3	4 （年）
(2008)		(2010)					(2015)					(2020)	

■ 在宅自己注射指導管理料　　　■ 在宅持続陽圧呼吸療法指導管理料
■ 在宅酸素療法指導管理料　　　■ 在宅自己導尿指導管理料
■ その他

B 001-3　生活習慣病管理料（主病別内訳）
（平成 18 年〜療養計画書の様式改善以降）

（件）

処方箋交付あり

350,000
300,000
250,000
200,000
150,000
100,000
50,000
0

令和 4 〜：処方箋交付あり・なしの区分なし
交付なしの件数を含む

処方箋交付なし

300,000
250,000
200,000
150,000
100,000
50,000
0

平成 20 年以降も病院での算定実績はあるが、
数が少ないため、表示されていない。

平成											令和		
18	19	20	21	22	23	24	25	26	27	28	29	30	1	2	3	4 （年）

■ 病院　脂質異常症　　　■ 病院　高血圧症　　　■ 病院　糖尿病
■ 診療所　脂質異常症　　　■ 診療所　高血圧症　　　■ 診療所　糖尿病

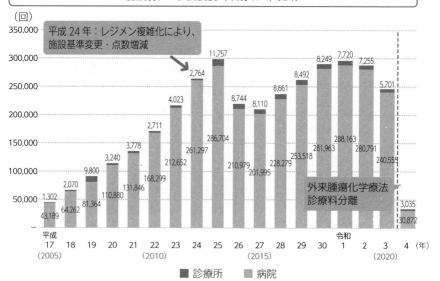

G 001～006　外来化学療法加算（処置回数*）
施設別データ公表後（平成17年以降）

平成24年：レジメン複雑化により、
施設基準変更・点数増減

外来腫瘍化学療法
診療料分離

■ 診療所　■ 病院

＊外来化学療法加算は1日ごとに算定するため、その回数で示した。
他の項目は1ヵ月に1回の算定である。

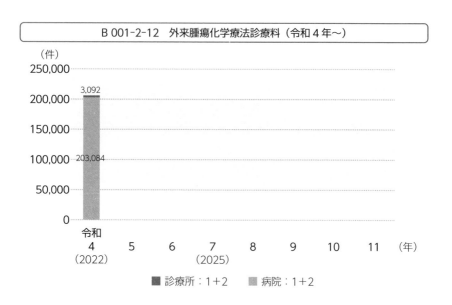

B 001-2-12　外来腫瘍化学療法診療料（令和4年～）

■ 診療所：1+2　■ 病院：1+2

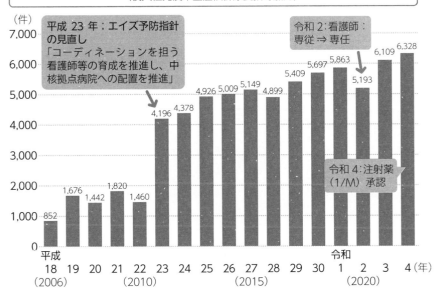

B 001・1-2　ウイルス疾患指導料 2 加算（平成 18 年〜）
（後天性免疫不全症候群療養指導加算）

（件）

平成 23 年；エイズ予防指針の見直し
「コーディネーションを担う看護師等の育成を推進し、中核拠点病院への配置を推進」

令和 2：看護師：
専従 ⇒ 専任

令和 4：注射薬
（1/M）承認

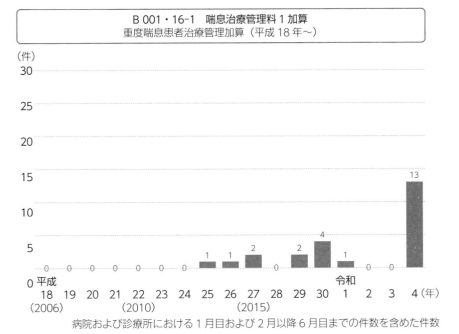

B 001・16-1　喘息治療管理料 1 加算
重度喘息患者治療管理加算（平成 18 年〜）

（件）

病院および診療所における 1 月目および 2 月以降 6 月目までの件数を含めた件数

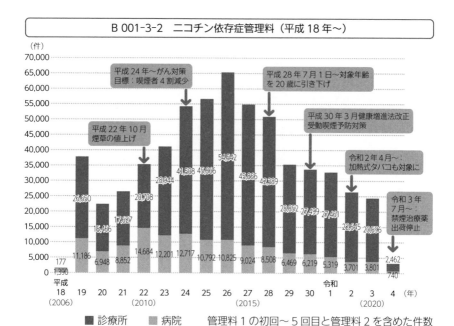

B 001-3-2　ニコチン依存症管理料（平成18年〜）

（件）

- 平成24年〜がん対策目標：喫煙者4割減少
- 平成28年7月1日〜対象年齢を20歳に引き下げ
- 平成30年3月健康増進法改正受動喫煙予防対策
- 平成22年10月煙草の値上げ
- 令和2年4月〜：加熱式タバコも対象に
- 令和3年7月〜：禁煙治療薬出荷停止

■ 診療所　■ 病院　　管理料1の初回〜5回目と管理料2を含めた件数

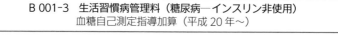

B 001-3　生活習慣病管理料（糖尿病―インスリン非使用）
血糖自己測定指導加算（平成20年〜）

（件）

算定件数が少ない理由：
➤生活習慣病管理料の糖尿病を主病とする場合の件数自体が少ないため

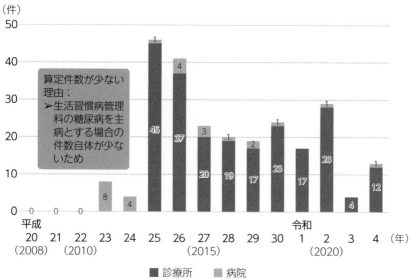

■ 診療所　■ 病院

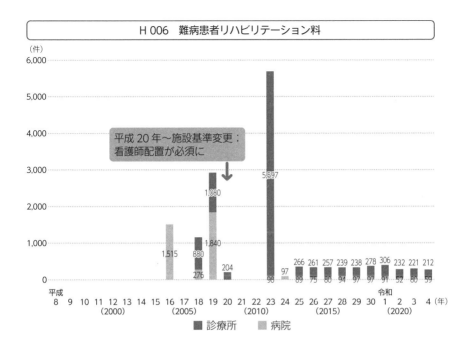

H 006　難病患者リハビリテーション料

（件）

平成20年〜施設基準変更；
看護師配置が必須に

■ 診療所　　■ 病院

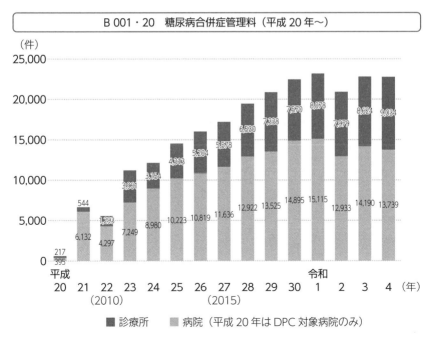

B 001・20　糖尿病合併症管理料（平成20年〜）

（件）

■ 診療所　　■ 病院（平成20年はDPC対象病院のみ）

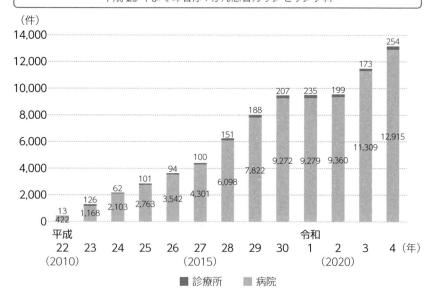

B 001・23-1　がん患者指導管理料イ（平成 22 年〜）
平成 25 年までの名称；がん患者カウンセリング料

（件）

年	診療所	病院
平成22（2010）	13	422
23	126	1,168
24	62	2,103
25	101	2,763
26	94	3,542
27（2015）	100	4,301
28	151	6,098
29	188	7,822
30	207	9,272
令和1	235	9,279
2（2020）	199	9,360
3	173	11,309
4	254	12,915

■ 診療所　　■ 病院

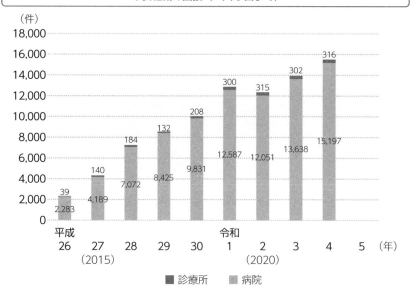

B 001・23-2　がん患者指導管理料ロ（平成 26 年〜）
不安軽減の面接（一人 6 回まで）

（件）

年	診療所	病院
平成26	39	2,283
27（2015）	140	4,189
28	184	7,072
29	132	8,425
30	208	9,831
令和1	300	12,587
2（2020）	315	12,051
3	302	13,638
4	316	15,197
5		

■ 診療所　　■ 病院

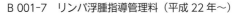

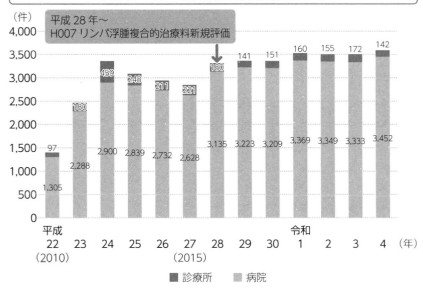

B 001-7　リンパ浮腫指導管理料（平成22年〜）

（件）

平成28年〜
H007 リンパ浮腫複合的治療料新規評価

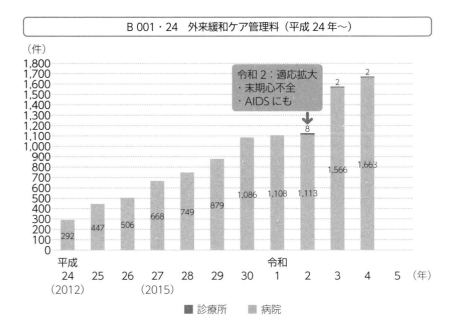

B 001・24　外来緩和ケア管理料（平成24年〜）

（件）

令和2：適応拡大
・末期心不全
・AIDS にも

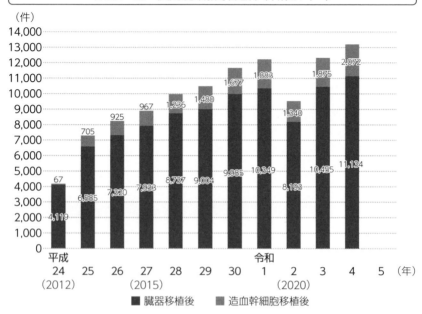

B 001・25　移植後患者指導管理料（平成24年〜）

(件)

臓器移植後の値（下段・濃色）：
- 平成24（2012）: 4,119
- 25: 6,585
- 26: 7,320
- 27: 7,933
- 28: 8,737
- 29: 9,004
- 30: 9,985
- 令和1: 10,349
- 2: 8,193
- 3: 10,455
- 4: 11,134

造血幹細胞移植後の値（上段・淡色）：
- 平成24（2012）: 67
- 25: 705
- 26: 925
- 27: 967
- 28: 1,236
- 29: 1,480
- 30: 1,677
- 令和1: 1,883
- 2: 1,340
- 3: 1,875
- 4: 2,072

■ 臓器移植後　■ 造血幹細胞移植後

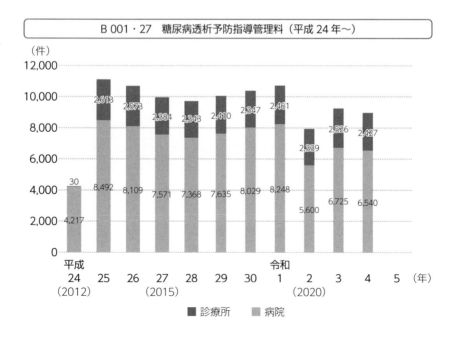

B 001・27　糖尿病透析予防指導管理料（平成24年〜）

(件)

病院の値（下段・淡色）：
- 平成24（2012）: 4,217
- 25: 8,492
- 26: 8,109
- 27: 7,571
- 28: 7,368
- 29: 7,635
- 30: 8,029
- 令和1: 8,248
- 2: 5,600
- 3: 6,725
- 4: 6,540

診療所の値（上段・濃色）：
- 平成24（2012）: 30
- 25: 2,613
- 26: 2,573
- 27: 2,384
- 28: 2,343
- 29: 2,410
- 30: 2,347
- 令和1: 2,461
- 2: 2,339
- 3: 2,526
- 4: 2,427

■ 診療所　■ 病院

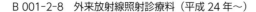

B 001-2-8 外来放射線照射診療料（平成24年〜）

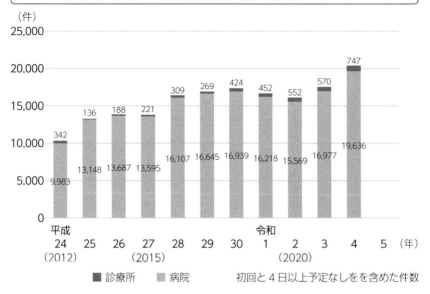

B 005-1-3 介護保険リハビリテーション移行支援料（平成26年〜）

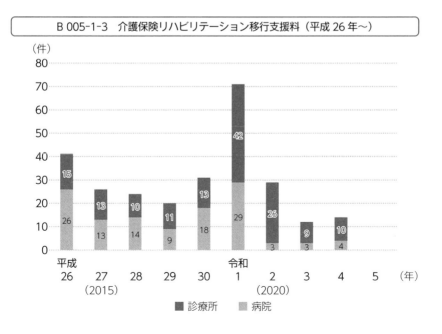

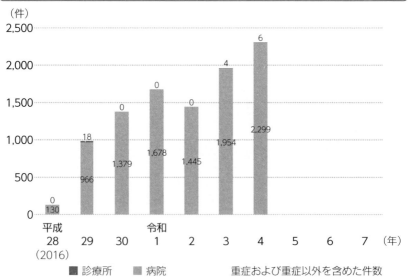

H 007　リンパ浮腫複合的治療料（平成 28 年〜）

（件）

重症および重症以外を含めた件数

■ 診療所　　■ 病院

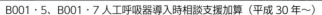

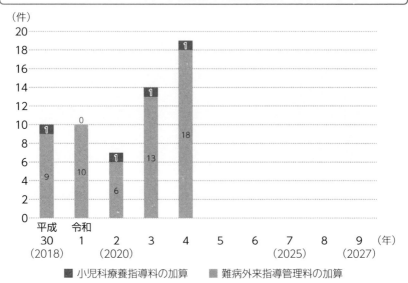

B001・5、B001・7 人工呼吸器導入時相談支援加算（平成 30 年〜）

（件）

■ 小児科療養指導料の加算　　■ 難病外来指導管理料の加算

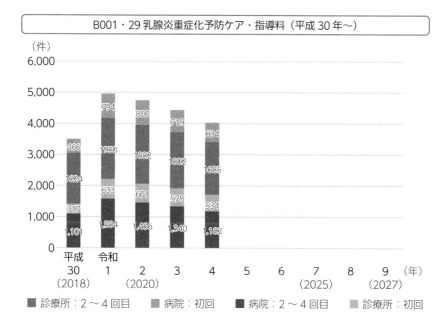

B001・29 乳腺炎重症化予防ケア・指導料（平成30年〜）

(件)

凡例：
■ 診療所：2〜4回目　■ 病院：初回　■ 病院：2〜4回目　■ 診療所：初回

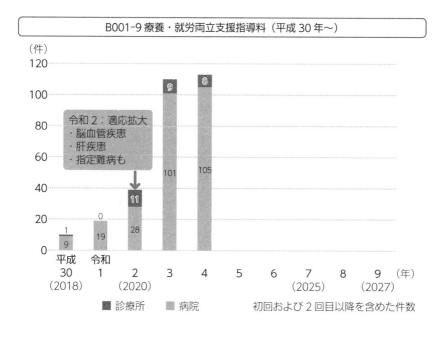

B001-9 療養・就労両立支援指導料（平成30年〜）

(件)

令和2：適応拡大
・脳血管疾患
・肝疾患
・指定難病も

凡例：
■ 診療所　■ 病院　　初回および2回目以降を含めた件数

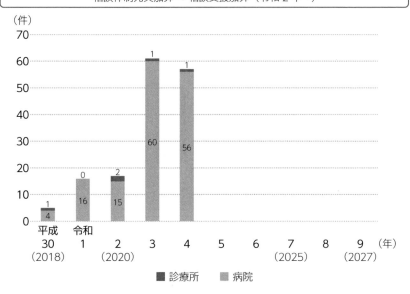

B001-9 療養・就労両立支援指導料（平成 30 年〜）
相談体制充実加算 ⇒ 相談支援加算（令和 2 年〜）

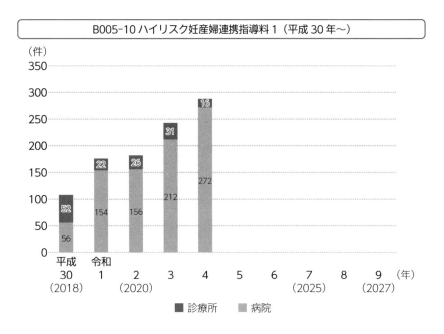

B005-10 ハイリスク妊産婦連携指導料 1（平成 30 年〜）

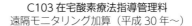

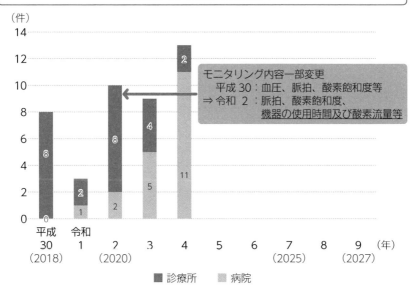

C103 在宅酸素療法指導管理料
遠隔モニタリング加算（平成 30 年〜）

（件）

モニタリング内容一部変更
　平成 30：血圧、脈拍、酸素飽和度等
⇒ 令和　2：脈拍、酸素飽和度、
　　　　　　機器の使用時間及び酸素流量等

■ 診療所　　■ 病院

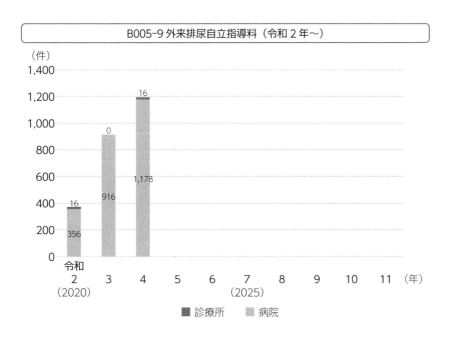

B005-9 外来排尿自立指導料（令和 2 年〜）

（件）

■ 診療所　　■ 病院

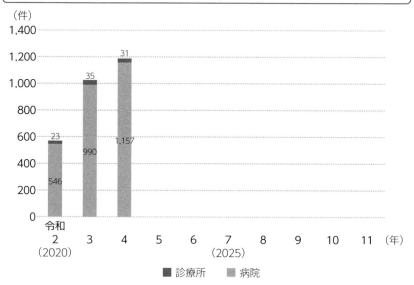

B001・31 腎代替療法指導管理料（令和 2 年～）

2 外来看護をテーマにした学会発表・文献の動向と診療報酬評価

1 | 文献検索の方法

NII 学術情報ナビゲーター（CiNii）の「Article 論文・データをさがす」により、「外来看護」をキーワードに検索した（検索日 2024 年 1 月 7 日）。

その結果 1,966 件（1952〜2023 年）が抽出され、1990 年以降の 1,903 件のうち「論文」は 1,590 件（83.6%）、「本」41 件、「博士論文」12 件、「プロジェクト（科研）」260 件であった。「論文」1,590 件の内訳は「学術雑誌論文」112 件、「紀要論文」114 件、「記事」4 件、「その他」1,360 件（85.5%）であり、その中から雑誌の特集テーマ、外来看護以外のテーマ等を除き、1990 年以降の 1,156 件を最終的に検討の対象とした。

それらを学会発表とその他に分けて、経年的な発表の傾向を調べた。学会発表と他を区分した理由は、診療報酬評価の影響は、学会発表のほうが先に現れると考えたためである。

その動きについて、外来看護にかかわる診療報酬評価の推移などとあわせて検討した。

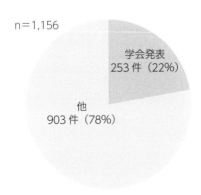

n=1,156

学会発表
253 件（22%）

他
903 件（78%）

図1　1990 〜 2023 年の登録文献における学会発表の割合

2 ｜ 文献公表の動向と診療報酬評価

　登録文献全体のうち、学会発表がおよそ 4 分の 1 を占めた（図 1）。図 2 の登録文献数、学会発表数は、年ごとに見ていくと変動が大きいため、5 年ごとの移動平均により変化を均した。

　外来看護に関する文献数は、1992 年の在宅療養指導料の評価後、徐々に増加し、1996 年の調査（第 2 章 1 節）後には増加が加速、特に学会発表の増加が著しい。2002 年の生活習慣病管理料、外来化学療法加算の評価が、その後の増加の背景にあると推測される。文献数は 2006 年ごろにピークを迎え、その後、徐々に減少し、一旦横ばいから最近は減少傾向にある。

　2011 年以降の横ばい傾向の理由として、がん患者指導管理料イ、ロとも、入院・外来に共通していること、外来緩和ケア管理料、外来排尿自立指導料については、病棟のチームが兼任できることがあり、新規評価がされても、外来看護という枠組みで捉えられていない可能性がある。

　最近の減少傾向の理由としては、2020 年からの新型コロナウイルス感染症の拡大が影響している可能性がある。一方、この時期は外来看護に関する特集や連載の企画件数が多く、その特集や連載に組まれた文献数が多くなっている。そのテーマは、乳がん患者へのケアや小児看護、精神看護、救急看護、排尿ケアといった対象別、分野別の外来看護に関するものの他、地域医療を推進する外来看護師の育成（2020 年）、救急外来における療養支援、訪問看護師との連携（2021 年）、地域包括ケアや在宅療養支援（2023 年）であり、外来看護の地域における役割に関するテーマがみられている。また、2021 年に実施された「病院看護・外来看護実態調査」の報告（2022 年）も掲載されている。

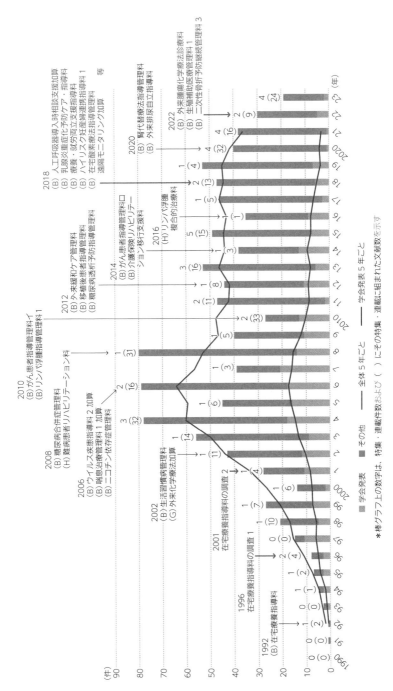

図 2 登録文献数と学会発表数の実数および単純移動平均（5 年平均）の年次推移

*棒グラフ上の数字は、特集、連載件数および（ ）にその特集（ ）にその特集・連載に相当する文献数を示す

■ 学会発表　■ その他　■ 棒グラフ　── 全体 5 年ごと　── その他 5 年ごと　── 学会発表 5 年ごと

3 身体障害認定と外来での看護にかかわる診療報酬

　疾病や障害とともに生きることを支える上で、経済的負担に対する配慮は欠かせない。活用できる社会資源に関して情報提供を行うことが重要である。ここでは、在宅療養指導料をはじめとして、身体障害認定の可能性がある対象と診療報酬行為との関連を示した。

　身体障害認定により身体障害者手帳の申請を行い、認められればそれぞれの障害の等級によってさまざまに異なった資源が活用できる。永久人工肛門を造設した場合、現在は造設直後から身体障害者手帳の申請ができる。入院期間が短くなっている現在では、入院中にその申請がされているかどうかを、退院後の外来受診時に確認する必要がある。

　ただし、身体障害認定を受けて身体障害者手帳を申請することは、それによって得られる利益と不利益を比較考量して、患者自身が選択することである（p.101脚注）。看護の役割は、活用できる資源についての情報を提供したり、MSWに紹介したりすることである。

次ページ以降の表は、以下を参考に作成した。
1）医科点数表の解釈．令和4年4月版．社会保険研究所
2）中央社会保険医療協議会 総会（第584回）答申（令和6年2月14日）
　mhlw.go.jp/stf/shingi2/0000212500_00247.html
3）身体障害者障害程度等級表（身体障害者福祉法施行規則別表第5号）
　http://www.mhlw.go.jp/bunya/shougaihoken/shougaishatechou/dl/toukyu.pdf

資料　外来患者にかかわる身体障害

診療報酬	基礎疾患・身体条件の概要	身体障害認定（該当可能性がある項目＊）
B001・13 在宅療養指導料		
在宅療養指導管理料算定患者（令和6年）		
C101 在宅自己注射指導管理料	インスリン製剤、性腺刺激ホルモン製剤、ヒト成長ホルモン剤、種々の血液凝固因子製剤等の自己注射を行っている患者	視覚障害、肢体不自由、じん臓機能障害、肝臓機能障害
C101-2 在宅小児低血糖症患者指導管理料	12歳未満の小児低血糖症で、薬物療法、経管栄養法もしくは手術療法を見に行っている者またはそれらの終了後6月以内	
C101-3 在宅妊娠糖尿病患者指導管理料	妊娠中の糖尿病の患者または妊娠糖尿病の患者で、周産期合併症の危険性が高い者（血糖自己測定を必要とするもの）	
C102 在宅自己腹膜灌流指導管理料	在宅自己連続携行式腹膜灌流を行っている患者	じん臓機能障害
C102-2 在宅血液透析指導管理料	維持血液透析を必要とし、かつ安定している患者	じん臓機能障害
C103 在宅酸素療法指導管理料	1.チアノーゼ型先天性心疾患 2.その他の場合（高度慢性呼吸不全例、肺高血圧症の患者または慢性心不全の患者で病態が安定している者）	心臓機能障害、呼吸器機能障害
C104 在宅中心静脈栄養法指導管理料	腸管大量切除例または腸管機能不全例で病態が安定している者（中心静脈栄養法以外に栄養維持が困難）	小腸機能障害
C105 在宅成分栄養経管栄養法指導管理料	経口摂取ができないまたは著しく困難で、栄養素の成分の明らかなものを用いる場合（成分栄養法以外に栄養維持が困難：クローン病、腸管ベーチェット病など）	肢体不自由、小腸機能障害
C105-2 在宅小児経管栄養法指導管理料	経口摂取が著しく困難な15歳未満の患者または15歳以上でその状態が15歳未満から継続している者（体重20キログラム未満に限る）（在宅小児経管栄養法以外に栄養維持が困難）	肢体不自由、小腸機能障害
C105-3 在宅半固形栄養経管栄養法指導管理料	経口摂取が著しく困難なため胃瘻を造設しており、経口摂取に向けて当該栄養法の必要性が認められ、胃瘻造設後1年以内にそれを開始するもの	音声機能・そしゃく機能障害

診療報酬	基礎疾患・身体条件の概要	身体障害認定（該当可能性がある項目*）
C106 在宅自己導尿指導管理料	自然排尿が困難な患者（神経因性膀胱、下部尿路通過障害、腸管を利用した尿リザーバー造設術後、二分脊椎による高度排尿障害など）	ぼうこう機能障害
C107 在宅人工呼吸指導管理料	長期にわたり持続的に人工呼吸に依存せざるを得ず、かつ病態が安定している患者	肢体不自由、呼吸器機能障害、音声機能・そしゃく機能障害
C107-2 在宅持続陽圧呼吸療法指導管理料	睡眠時無呼吸症候群または慢性心不全（本資料では割愛）を有する患者	心臓機能障害
C107-3 在宅ハイフロー指導管理料	慢性閉塞性肺疾患（COPD）の患者のうち、安定した病態にある退院患者	呼吸器機能障害
C108 在宅麻薬等注射指導管理料	1. 末期の悪性腫瘍。2. 筋萎縮性側索硬化症又は筋ジストロフィー、3. 心不全又は呼吸器疾患の患者	肢体不自由、心臓機能障害、呼吸器機能障害など
C108-2 在宅腫瘍化学療法指導管理料	悪性腫瘍の患者で抗悪性腫瘍剤等の注射を行っている場合	身体条件により異なる
C108-3 在宅強心剤持続投与指導管理料	強心剤を持続投与している不全心管理を行っている場合	心臓機能障害
C108-4 在宅悪性腫瘍患者共同指導管理料	末期の悪性腫瘍患者で、鎮痛療法または化学療法を行う者	同上
C109 在宅寝たきり患者処置指導管理料	創傷処置などの処置を行っている患者で、寝たきりまたはこれに準ずる者	肢体不自由
C110 在宅自己疼痛管理指導管理料	疼痛除去のために植込型脳・脊髄刺激装置を植え込んだ難治性慢性疼痛患者	肢体不自由
C110-2 在宅振戦等刺激装置治療指導管理料	振戦等除去のために植込型脳・脊髄電気刺激装置を植え込んだ患者	肢体不自由
C110-3 在宅迷走神経電気刺激治療指導管理料	てんかん治療のために植込型迷走神経電気刺激装置を植え込んだ患者	（精神障害認定の可能性**）

コード	名称	対象患者	関連する障害
C110-4	在宅仙骨神経刺激療法指導管理料	便失禁コントロールのために植込型仙骨神経刺激装置を植え込んだ患者	肢体不自由、直腸機能障害
C110-5	在宅舌下神経電気刺激療法指導管理料	舌下神経電気刺激装置を植え込んだ閉塞性睡眠時無呼吸症候群患者	
C111	在宅肺高血圧症患者指導管理料	肺高血圧症で、プロスタグランジンI2製剤を投与している患者	呼吸器機能障害、心臓機能障害
C112	在宅気管切開患者指導管理料	気管切開を行っている患者で病態が安定している者(頸部悪性腫瘍による気道変更、諸種の原因による気道浄化困難、低肺機能など)	音声機能・そしゃく機能障害、呼吸器機能障害
C112-2	在宅喉頭摘出患者指導管理料	喉頭摘出を行っている人工鼻材料を使用している患者	音声機能障害
C114	在宅難治性皮膚疾患処置指導管理料	難治性の皮膚疾患に対する特殊な処置が必要な患者(表皮水泡症、水泡型先天性魚鱗癬様紅皮症)	
C116	在宅植込型補助人工心臓(非拍動流型)指導管理料	体内植込型補助人工心臓(非拍動流型)を使用している患者	心臓機能障害
C117	在宅経腸投薬指導管理料	パーキンソン病の患者に対し、レボドパ・カルビドパ水和物製剤を経胃瘻空腸投与する場合	音声機能・そしゃく機能障害(難病認定の可能性***)
C118	在宅腫瘍治療電場療法指導管理料	テント上膠芽腫の治療を目的として交流電場を形成する治療法を在宅で患者が行う場合(初発膠芽腫の治療目的)	出現する症状(運動障害、言語障害、視覚障害、他)により異なる可能性
C119	在宅肛門的自己洗腸指導管理料	3月以上の保存的治療によっても十分な改善を得られない、脊髄障害を原因とする排便障害を有する患者(直腸手術後の患者を除く)	肢体不自由、内部障害(直腸機能障害)
C120	在宅中耳加圧療法指導管理料	メニエル病で聴覚と平衡感覚機能に同時に症状が出ている場合 遅発性内リンパ水腫の場合	聴覚障害、平衡機能障害
C121	在宅抗菌薬吸入療法指導管理料	マイコバクテリウム・アビウムコンプレックス(MAC)による肺非結核性抗酸菌症患者	

入院中の患者以外の患者で、器具等を装着しており、その管理に配慮を要するもの

診療報酬	基礎疾患・身体条件の概要	身体障害認定（該当可能性がある項目＊）
人工肛門	直腸悪性腫瘍、家族性大腸腺腫症、ヒルシュスプルング病などで、人工肛門を設置された者	直腸機能障害
人工膀胱	膀胱悪性腫瘍などで人工膀胱を設置された者	ぼうこう機能障害
気管カニューレ	在宅気管切開患者指導管理料の対象に同じ	音声機能・そしゃく機能障害、呼吸器機能障害
留置カテーテル	神経因性膀胱（二分脊椎、脳血管障害など）、腎瘻・尿管皮膚瘻造設術の術後	じん臓機能障害、ぼうこう機能障害、肢体不自由
ドレーン挿入など	PTCDドレーンなどの挿入	肝臓機能障害
退院1月以内の慢性心不全患者	慢性心不全	心臓機能障害
B001・1 ウイルス疾患指導料2加算	HIV/AIDS患者	ヒト免疫不全ウイルスによる免疫機能障害
B001・5 小児科療養指導料	慢性疾患であって生活指導が特に必要なものを主病とする15歳未満の入院中以外の患者。出生時の体重が1,500g未満であった6歳未満の入院中以外の者	肢体不自由、内部障害（じん臓機能障害、呼吸器機能障害）、音声機能・そしゃく機能障害
B001・16 喘息治療管理料1加算	重度喘息の20歳以上の患者	呼吸器機能障害
B001・20 糖尿病合併症管理料	糖尿病足病変ハイリスク患者	肢体不自由、視覚障害、じん臓機能障害
H006 難病患者リハビリテーション料	神経難病	平衡機能障害
B001・31 腎代替療法指導管理料	腎臓病	じん臓機能障害
B001・37 慢性腎臓病透析予防指導管理料		じん臓機能障害

英記号と数字は、診療報酬の番号（身体障害者の表記は、身体障害者福祉法による）
＊適用可能性があるという視点で広く挙げている。MSWや医師と相談し、最終的には各々の等級を含め医師の判断で適用に至る。
＊＊基礎疾患がでんかいであるので、身体障害には該当しないが、社会資源の活用という視点で記載した。
＊＊＊社会資源の活用という視点で記載した。

参考文献

本書では、本文に関連する文献はそれぞれ該当箇所に記載した。

全体では、以下を参考にした。

・医療法の解説　第 6 次医療法改正／医療法人制度改革　完全対応. 社会保険研究所, 平成 27 年.
・診療報酬点数表　甲表　昭和 56 年 4 月版〜平成 元年 4 月版（15 〜 21 版）, 社会保険研究所.
・点数表の解釈　甲表編　平成 2 年 4 月版〜平成 4 年 4 月版（22 〜 23 版）, 社会保険研究所.
・診療報酬点数表　甲表　平成 5 年 4 月版（24 版）, 社会保険研究所.
・医科点数表の解釈　平成 6 年 4 月版（25 版）, 社会保険研究所.
・診療報酬点数表（全）平成 6 年 10 月版（26 版）, 社会保険研究所.
・医科点数表の解釈　平成 8 年 4 月版（27 版）, 社会保険研究所.
・医科診療報酬点数表　平成 10 年 4 月版（29 版）, 社会保険研究所.
・医科点数表の解釈　平成 12 年 4 月版〜令和 4 年 4 月版（30 〜 42 版）, 社会保険研究所.
・厚生労働白書　平成 19 年版
・厚生労働白書　平成 28 年版
・厚生労働白書　平成 29 年版
・たばこに関する健康政策　平成 28 年 3 月 3 日　厚生労働省健康局
　https://www.mof.go.jp/about_mof/councils/fiscal_system_council/sub-of_tabacco/proceedings_hyouzi/material/tobakof20160303.pdf
・厚生労働省　平成 30 年度診療報酬改定の概要 医科Ⅰ
　http://www.mhlw.go.jp/file/06-Seisakujouhou-12400000-Hokenkyoku/0000115977_1.pdf
・厚生労働省　平成 30 年度診療報酬改定の概要 医科Ⅱ
　http://www.mhlw.go.jp/file/06-Seisakujouhou-12400000-Hokenkyoku/0000114377_2.pdf
・厚生労働省　平成 30 年度診療報酬改定
　http://www.mhlw.go.jp/stf/seisakunitsuite/bunya/0000188411.html
　第 3. 関係法令等
・診療報酬の算定方法の一部改正に伴う実施上の留意事項について（通知）平成 30 年 3 月 5 日
　保医発 0305 第 1 号　別添
　http://www.mhlw.go.jp/file.jsp?id=519672&name=file/06-Seisakujouhou-12400000-Hokenkyoku/0000196307.pdf
・厚生労働省保険局医療課　事務連絡平成 30 年 3 月 30 日
　疑義解釈資料の送付について（その 1）
　http://www.mhlw.go.jp/file.jsp?id=542113&name=file/06-Seisakujouhou-12400000-Hokenkyoku/0000201373.pdf
・島崎謙次著　日本の医療　制度と政策　増補改訂版, 東京大学出版会, 2020.
・令和 2 年診療報酬疑義解釈　厚生労働省保険局医療課　医科 20 − 21
　000615888.pdf（mhlw.go.jp）
・令和 4 年度診療報酬改定について　厚生労働省
　令和 4 年度診療報酬改定について｜厚生労働省（mhlw.go.jp）
・看護関連施設基準・食事療法等の実際　令和 4 年 10 月版, 社会保険研究所
・中央社会保険医療協議会総会（第 584 回）資料　令和 6 年 2 月 14 日
　mhlw.go.jp/stf/shingi2/0000212500_00247.html
・診療報酬点数表　改正点の解説　令和 6 年 6 月版　医科・調剤, 社会保険研究所, 令和 6 年 3 月.

おわりに

　本書は、初版以来の性格「読み物と資料性」という、一般的には相反する内容で構成されている。第2版では、読み物に該当するところは必要な追記・修正とし、資料性に関しては、初版刊行後のさまざまな変更を反映させるよう努め、資料としての有用性が維持できるよう努めた。

　第2版の刊行にあたっては、初版同様、多くの方々の支援をいただいた。初版があってこその第2版であることから、初版の際に貴重なコメントや助言をいただいた元社会保険中央病院看護部長の岡本典子様、同病院の地域連携・医療福祉相談室長、MSWの井上淳子様に、改めて感謝申し上げる。資料の社会医療診療行為別調査、同統計のグラフに関しては、筆者が東京医科歯科大学および東京大学に在任中は、当時の秘書の田中ゆきさま、荒見みほ様のお二人にお世話になった。退任後は筆者がこれまでデータの検索およびグラフ化を継続してきた。お二人に当初の基礎をつくっていただいたという意味では、有難いことであった。なお、そのグラフ化を実際に手掛けてみると、その推移にはその社会背景がはっきりと映し出され、改めてナショナルデータの面白さと意義・重要性を肌で感じることができた。

　最後に、第2版の刊行に際しては、日本看護協会出版会編集部の伊勢崎広美様に初版に引き続き、本当にお世話になったことを付記する。

　以上の皆様には、改めて満腔の謝意を申し上げる。

数間恵子

索引

The 外来看護　第2版
時代のニーズに応え、専門性を発揮する

2017 年 6 月 30 日	第 1 版第 1 刷発行	〈検印省略〉
2018 年 4 月 30 日	第 1 版第 2 刷発行	
2024 年 4 月 20 日	第 2 版第 1 刷発行	

編　著............数間恵子

発　行............株式会社 日本看護協会出版会
　　　　　　　〒150-0001 東京都渋谷区神宮前 5-8-2　日本看護協会ビル 4 階
　　　　　　　〈注文・問合せ／書店窓口〉TEL / 0436-23-3271　FAX / 0436-23-3272
　　　　　　　〈編集〉TEL / 03-5319-7171
　　　　　　　https://www.jnapc.co.jp

デザイン.........齋藤久美子
印　刷............株式会社 教文堂

ⓒ2024 Printed in Japan　　　　　　　　　　　　　　　　ISBN978-4-8180-2769-5

●日本看護協会出版会
メールインフォメーション会員募集
新刊、オンライン研修などの最新情報や、好評書籍の
プレゼント情報をいち早くメールでお届けします。